三医堂

家传

妇科孕育知要

公方利 著

学苑出版社

图书在版编目（CIP）数据

三医堂家传妇科孕育知要/公方利著 . —北京：学苑出版社，2024.3

ISBN 978-7-5077-6852-7

Ⅰ.①三… Ⅱ.①公… Ⅲ.①中医妇科学－中医临床－经验－中国－现代 Ⅳ.①R271.1

中国国家版本馆 CIP 数据核字（2024）第 035585 号

责任编辑：黄小龙

出版发行：学苑出版社

社　　址：北京市丰台区南方庄 2 号院 1 号楼

邮政编码：100079

网　　址：www.book001.com

电子邮箱：xueyuanpress@163.com

联系电话：010－67601101（营销部）、010－67603091（总编室）

印刷厂：北京兰星球彩色印刷有限公司

开本尺寸：880 mm×1230 mm　1/32

印　　张：8

字　　数：194 千字

版　　次：2024 年 3 月第 1 版

印　　次：2024 年 3 月第 1 次印刷

定　　价：58.00 元

内容提要

本专著突出三医堂家传妇科特色，运用全新的思维模式，使辨证与论治更贴近于临床和现实。其中"悬雍诊法""手诊辨禀赋""妇科针灸推拿""妇科贴敷""三端辨证""生殖轴理论"等是三医堂独创的家传秘藏辨证论治诊法。

本专著对中医"阴阳""经络""气血""寒""热""湿""痰""瘀"等理论的解读是一项中医理论框架内的创新，能促进中西医理论互通。

全篇共五章。第一章概述了三医堂家传妇科对女性生殖的认识与家传妇科绝技。第二章综述了三医堂家传妇科对生殖失常的认识。第三章简述了现代医学对女性生殖的认识。第四章论述了女性不孕六大因素的辨证论治及病例分析。第五章阐明了中西医结合的治疗原则及妇科家传秘方方解。

前言

治疗不孕不育一直是中西医研究投入精力最多的课题之一。当前，随着科技的发展，医学界虽然诞生了诸多科学助孕技术，但也出现了影响孕育的诸多新问题，因此让人束手无策的病例还有很多。

中医药理论博大精深，三医堂家传妇科只是众多中医传承的一个小分支。但古代的辨证论治技术在适应今天的医疗环境时难免有一些衔接障碍。因此，本专著在突出传统特色的基础上，为了适应现代医疗环境和读者特点，引入西医理论作引导，部分解决了理解难题，更具实用性。自20世纪80年代以来，笔者以疗效为中心，通过优势互补，取得了十分满意的治疗效果。

四十多年来，笔者在继承家传秘藏诊法理论方面付出了巨大努力，特别是在家传妇科和中医术语解读上，耗费了大量心血，终获成功，得到了特效配方，获得了笔者认知范畴内的最佳疗效，治愈了一些最棘手的病例。最终，将家传妇科绝技与个人的临床应用经验整理成书并出版。

作为第五代非物质文化遗产传承人，笔者得到过众多前辈和各界朋友的支持，在此表示感谢！对近代为保护"三医堂"建筑及物件做出贡献的各级领导和朋友在此表示感谢！对为此书编辑指导的老师表示感谢！笔者能力有限，书中谬误，望各位同人不吝指教，以期进一步修订。

公方利

2022 年 8 月 17 日于三医堂

目 录

第一章

三医堂家传妇科理论

第一节 三医堂家传妇科的创立及传承

三医堂位于古齐、鲁交界处，今临沂与泰安交界处。三医堂是以妇科、儿科、外科为主的医馆，始创于清道光年间，创始人为公元亭、公元玺、公肇谭叔侄三人。因为由三位医生创建，所以名为三医堂。

公元亭发明了"悬雍诊法""三端辨证""妇科手诊""促孕全能方"等妇科绝技。公元玺发明了"三医堂家传小儿手诊"。公肇谭发明了"三医堂家传针灸推拿按摩"技术。三医堂的诸多发明，作为家传秘籍传承，至今已传六代。其中，"三医堂小儿手诊"2020年被评为山东省临沂市蒙阴县县级非物质文化遗产代表性项目。

三医堂的三位创始人出生于富庶之家，博览群书、学识渊博。他们的学医之由历来很有争议，但他们学医并不是为了生计是公认的。三医堂创始人不求名利，诊治病家无数，备受当地百姓拥戴。由于三医堂的妇科不孕不育、小儿手诊和针灸推拿在当时的治病效果很是神奇，因此三位创始人被百姓称为"妙手"，在同道之中也备受尊崇。三位创始人离世之后，四方百姓为了报答三医堂的救急、救命之恩，捐款修建了庙宇供奉三位明医。

公元亭是清朝时期的贡生，生卒年不详。他在考入国子监后，弃政从医，选择了悬壶济世，回家乡创建了三医堂。

公元玺（1818—1911），经道光，咸丰，同治，光绪，宣统，行医70多年，93岁逝世老人家的观点是"爱医才能做好医"，因此，最终把三医堂及技术传给了爱医的侄子公肇谭。有公元玺墓碑碑文传世："公之性情，和平乐易，兴物无矜，家维小有，而能以勤俭济之，故事蓄有资，孝慈兼尽。耕读之暇，游艺于医，遂精岐黄术，凡内外两科，小儿痘疹，无不臻于十全。求医者踵趾相接，未尝择人而医之，亦未尝受人一钱赘寸金谢之，且无论风雨寒暑，招之必至，故生平活人无算。由是得仁者之寿，年已耄而耳目聪明，步履并不蹇滞，病者贫，无车马，犹能步诣其家，亲为诊视。乡人尝相谓曰：此翁矍铄，一方之福也。亦可以知公之德之及人多矣。余与交好有素，其品学心术知之最悉，故表而出之，以示来兹云。历署德州濮州儒学正堂戊子科举人候选儒学正堂、世愚弟鲁宝洛撰并书，大清宣统三年岁次辛亥仲春。"

公肇谭（1840—1919），三医堂第二代传人，他全面继承了三医堂技术，并在中医外科方面有所发展。

由于社会动荡，公肇谭把三医堂家产、器具分给了后人公玉祯等。后来，其他兄弟也没能继续行医，只有公玉祯把三医堂的技术传承下来了。

公玉祯（1868—1934），三医堂第三代传人。他在继承先人技术的基础上，对温病与皮肤病有所研究，并对麻风病进行了实验性治疗，取得了一定成果。后来他把三医堂技术传给了两位后人公守东、公保东。

新中国成立初期，三医堂及传人进入"联营"后，公守东被调出，公保东被安排进入"联营"接管了三医堂的全部资产。

公保东（1925—2007），三医堂第四代传人。他自入社起，一直在公社医院工作，直到退休。

由于社会原因，"三医堂"的技术传承和应用受到了很大制约。直到公方利接管了三医堂的遗存，并得到第四代传承人的指导，才为三医堂的传承找到希望。后来公方润和公方彬经考核也作为传承人进入了三医堂。

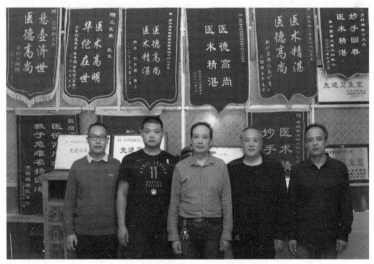

图 1 - 1 - 1

左起：第六代传人公海国、公茂龙，第五代传人公方利、公方润、公方彬

公方利（1959—），三医堂第五代传人。他在肩负起传承重任后，专注于三医堂家传小儿手诊技术和妇科不孕不育治疗的传承，将前人的经验全部继承后，验之于临床。为了祖传中医能够与时俱进，发扬光大，并对之有所革新，他最终把三医堂不孕不育治疗和小儿手诊从实践上升为理论，形成了从理

论、技术操作流程，到辨证论治的一套完整技术。当前，三医堂已传给了第六代传承人公海国、公茂龙，希望三医堂的后人们继续将三医堂的医术发扬光大。

第二节　三医堂家传妇科对生殖的认识与论述

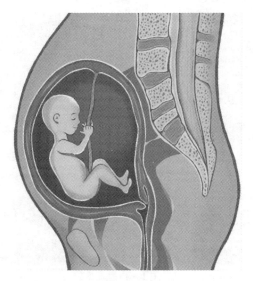

图 1－2－1　胎儿在母亲子宫的示意图

一、生理特点

妇科生殖最突出的特点是月经、受孕、分娩和哺乳。而这些不同于男性的每一个特点，都是互相联系的，更是一个复杂的生理过程。中医认为，这些复杂的过程都与"天癸""冲任、带脉"和"精、气、血"以及"督脉"的活动密切相关。

二、三医堂家传妇科诊法

三医堂家传妇科有六项辨证论治技术，并且特点各异，最突出的是"悬雍诊法"。图1-2-2为正常悬雍。图1-2-3为异常悬雍。图1-2-4为双悬雍。"手诊辨禀赋""妇科针灸推拿"见第五章。"妇科贴敷"见第五章。"三端辨证""生殖轴理论"见下文。

（一）悬雍诊法

悬雍垂为软腭中部游离缘向下突出的部分。

悬雍垂与子宫的关系是三医堂创始人在长期的临床辨证论治过程中发现的。悬雍垂和子宫的联系值得研究：究竟因为人类在胚胎期，悬雍垂和子宫来自同一胚层，还是其他现代科学未知的奥秘？当前，其中的生理联系尚不清楚，但确实存在。

诊断方法：患者张口，用压舌板压舌，或嘱患者大声喊"啊"，医生看悬雍垂及附着组织的外观、大小和形状。

（1）正常悬雍，见图1-2-2。提示子宫发育正常。

（2）悬雍垂缺如或极小、不明显或畸形，见图1-2-3。提示子宫发育不良或生殖器官发育不良。

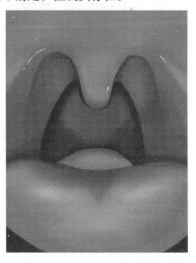

图1-2-2 正常悬雍

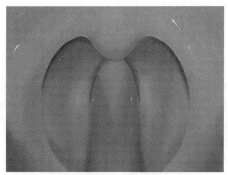

图 1 - 2 - 3　异常悬雍

（3）双悬雍，见图 1 - 2 - 4。提示生殖系统发育不良或子宫畸形。

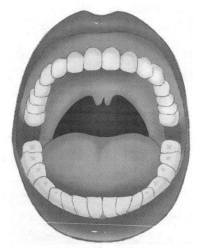

图 1 - 2 - 4　双悬雍

（二）手诊辨禀赋

手形与生殖系统的联系，当前虽没有明确数据证实，但其中确有关系，推测与下丘脑和垂体关系密切。中医认为与先天禀赋有关。

诊断方法与常规手诊相同，不同之处在于妇科手诊主要看手掌大小和小指发育状况。

（三）妇科针灸推拿

三医堂家传妇科在针灸、推拿、按摩的应用上有所革新，如根据理疗方法的功能特点，利用八纲辨证，与疾病的寒热、虚实、阴阳、表里相结合，选择相对应的理疗方法，并确定处方。理论和临床实际应用相辅相成，因此对辨证论治疗效确切，有明显的辅助作用。具体辨证论治及操作手法见第五章第三节。

（四）妇科贴敷

贴敷历史悠久，三医堂家传妇科贴敷主要是使用家传"天癸膏""促孕活血膏""促孕凉血膏"辅助治疗。临床应用见第五章第三节。

（五）三端辨证

"三端辨证"是以辨"病位"为主的辨证论治方法，也具有辨"病性"的成分。由清朝"三医堂"创始人公元玺所创。"三端辨证"可作为独立的辨证论治方法应用，也可与中医诸多辨证联合，在临床诊断中"综合"使用。

"三端辨证"的基本理论是把病位定为"三端"。"上端"为"经络"，"中端"为"气血"，"下端"为"脏腑"，即经络－气血－脏腑。

受此辨证论治方法启发，三医堂第五代和第六代传人根据临床实践，通过与西医理论相结合，对"三端辨证"有所发展，并加入了"生殖轴理论"，使"三端辨证"更加容易理解。用"三端辨证"定位主证与兼证，路径变得更加清晰，并且可重复、可量化，准确可靠。

中医的诸多辨证方法模糊性很强，因此导致辨证结果因医者而异，不能重复，不能量化。"三端辨证"弥补了中医辨证的不足，不但可重复，有量化标准，还具有与"循证理论"互通的功能。如：不孕不育，"病位"在"上端""经络"时，就可以找到下丘脑与垂体激素的异常；"病位"在"中端""气血"时就能找到血液成分与卵巢激素的异常；"病位"在"下端""脏腑"时，就能找到五脏疾病影响孕育的证据。这样就消除了辨证结果因医者而异的弊端，并且具有了量化标准，有较好的易操作性。

1. "三端辨证"的特点

（1）"三端辨证"有三种应用方法：第一，可独立应用，使用常规"四诊"望、闻、问、切即可确定"病位"的三端所属；第二，也可与"病因辨证"联合应用，首先通过望、闻、问、切辨别主证与兼证的源头，确定病位，再利用相适应的辨证方法辨别病因及病性；第三，在与"病位辨证"联合应用时，可相互参考，用"三端辨证"确定"病位"。或先用常规辨证方法确定"病位"，再用"三端辨证"精准确定其三端所属。

（2）"三端辨证"准确可靠："经络－气血－脏腑"是互相依存、互相制约、互相影响的，因此病症复杂，表现各异。如果辨证错误，病位就会被判断错误，论治就不可能达到最佳效果。"三端辨证"相比于单一的辨证论治方法，信息量全面而广泛，能全面体现人体的全部异常信息，因此可靠度很高。

（3）"三端辨证"应用面广：它是依托于妇科孕育所创，因此应用于妇科孕育最容易理解。应用于中医临床全科辨证时需要优势互补，互相融合。

2. "三端辨证"与传统中医辨证的常规应用方法

（1）"三端辨证"与八纲辨证：阴与阳，虚与实，寒与热，表与里均为对立的两个概念。八纲辨证是以辨别"病性"为主的辨证论治方法，必须在利用"三端辨证"确定"病位"之后才能利用八纲辨证鉴别病性。

（2）"三端辨证"与六淫辨证：六淫辨证风、寒、暑、湿、燥、火是以辨别"病因"为主的辨证方法，要在"三端辨证"确定"病位"后方可使用。

（3）"三端辨证"与脏腑辨证："三端辨证"的"脏腑"与"脏腑辨证"中的"脏腑"概念不同。脏腑辨证也属于辨"病位"的辨证方法，可在通过脏腑辨证确定病位在某"脏"或某"腑"之后，方可继续利用"三端辨证"，获得更细致准确的病位信息。

（4）"三端辨证"与气血津液辨证：气血、津液辨证属于辨"病位"为主的辨证方法，可判断疾病的来源，可与"三端辨证"相互参考。

（5）"三端辨证"与经络辨证：经络辨证与"三端辨证"都属于以辨"病位"为主的辨证方法。经络辨证与"三端辨证"唯一的区别是经络辨证一般是和脏腑辨证结合应用的。在用于"三端辨证"时，经络辨证可以作为主要参考的辨证方法。

（6）"三端辨证"与六经辨证：六经辨证与"三端辨证"相似度很高，如三阳——太阳、阳明、少阳有明显的"三端"之分，三阴——太阴、少阴、厥阴也有三端之分。但六经辨证的模糊性很大，只是从症状上分辨疾病的病位与疾病的病性及程度，没有明确的可重复可量化的界定，而"三端辨证"就弥补了这个不足。在应用"三端辨证"时要注意，"三端辨证"是以辨别疾病的"病位"为主的辨证方法，但也可辨别疾病的病性及程度。轻症一般为"下端"障碍，重症一般为"上端"障碍。

（7）"三端辨证"与三焦辨证：三焦辨证也属于以辨"病

位"为主的中医辨证方法。但三焦辨证是把人体分为三个部分的辨证方法，而"三端辨证"与三焦辨证的不同点是把人的各个系统分为"三端"。因此在临床应用中可互相参考。

（8）"三端辨证"与卫气营血辨证：卫气营血辨证属于以辨"病位"为主的辨证方法。它与六经等辨证方法一样，既能辨别"病位"又可辨别"病性"，都属于模糊性很强的辨证方法。卫气营血辨证是把病位分为"四端"，即"卫分""气分""营分""血分"。在进行"三端辨证"时可以参考把"血分"定为"上端"，"气分""营分"定为"中端"，"卫分"定为"下端"使用。

3. "三端辨证"与现代医学的融合

"三端辨证"的"上端－中端－下端"与现代医学的内分泌轴理论基本一致，如"下丘脑－垂体－性腺"轴。与现代医学内分泌轴理论相结合，利用"三端辨证"指导临床辨证论治优势明显，可以重复，有量化标准，并且容易被中西医互学者理解、认可，也容易被年青一代接受。

4. "三端辨证"的临床应用

详见本书病例分析。

（六）生殖轴辨证

详见本书病例分析。

三、三医堂家传妇科望诊绝技

（一）"天癸"不足

"天癸"不足者肩宽、臀窄、掌大、皮糙，体毛旺盛，声粗、面赤。

（二）肾元不足

肾元不足者小指奇短，头小，二目间距或宽或窄。掌纹纷乱，鼻涕流涎，语言不清。

（三）产程预诊

预判阴户状况可预测生产难易度：嘴大、目大、掌大者阴户宽，阴道宽；嘴小、目小、掌小者阴户窄，阴道窄；肩宽臀窄者易难产。

（四）胞宫盛衰

悬雍小者胞宫小，悬雍大者胞宫大。异形悬雍者胞宫多不良，双悬雍者多双子宫。

（五）暗经

暗经者极少见，辨证论治有一定困难。古代结婚很早，多为个别人月经没有初潮便怀孕而被发现。当代晚婚，对 18 周岁月经没有初潮者一般都会按闭经治疗。

暗经患者特点：闭经但肾气足而血气盛。面稍赤，两颊明显红。悬雍正常，手掌正常，小指无明显异常。双目间距无异常。声音无异常。白带无异常。投活血化瘀、调经通络之剂不能破血，反而面赤加重者应考虑暗经。

四、三医堂家传妇科对中医术语的解读

导致妇科疾病及生殖障碍的病因，在经络系统中主要来自奇经八脉（任、督、冲、带、阴维、阳维、阴跷、阳跷脉），如"冲脉""任脉""带脉""督脉"。其次是"精、气、血"

和"脏腑"。

在临床上，因中医理论和西医理论都是围绕同一个人体建立的，故其结论只是认识角度不同、论述方法各异而已，没有根本的区别。至于中西医理论为何不能互通，主要是人为因素。

为适应当前中西医术语、病名逐渐同化的时代，参照现代医学"内分泌系统轴"理论如"下丘脑－垂体－性腺轴"等。如果把生殖障碍也分为"上端""中端""下端"三端。冲脉，任脉，则为"上端"，相当于"下丘脑－垂体－性腺轴"的下丘脑及垂体。生殖轴"上端"障碍的性质特点是"器质性"的因素占比高。

"天癸"，督脉，带脉则属于"下丘脑－垂体－性腺轴""中、下端"的垂体与腺体端。生殖轴"中、下端"障碍的性质特点是"功能性"和"器质性"的因素占比基本相等。

"精、气、血"则属于外因。外因障碍的性质大多属于受"上端"各内分泌轴影响的"功能性"与"外因"的因素。

生殖障碍三端的相互影响有明显的特点："上端"的器质性病变会引起"下端"的功能性改变；"下端"的器质性病变则会引起"上端"的功能性改变。

因为生殖障碍的"上端""中端""下端"及外因是互相联系、互相影响、互相制约的，因此不管障碍发生在哪一端，都会影响整个系统，引起整个系统的异常表现和功能紊乱。因此，只有细致地利用各种辨证，综合西医理论，才能准确掌握疾病的根源，做到准确辨证论治，获得最高诊断准确率和最佳治疗效果。

（一）冲脉

冲脉，属于经络的范畴，是人体奇经八脉之一。冲脉在人体的循行路径如图1-2-5所示。冲脉起于胞中，下出于会阴，并在此分为两支：上行支沿腹腔前壁，侠脐上行，与足少阴经相并，散布于胸中，再向上行，经咽喉，环绕口唇，另一支，沿腹腔后壁，上行于脊柱内；下行支出会阴，沿股内侧下行到足大趾间。本经脉交会穴有：会阴（任脉）、气冲（足阳明经）、横骨、大赫、气穴、四满、中注（足少阴经）、阴交（任脉）、肓俞、商曲、石关、阴都、通谷、幽门（足少阴经）共14穴。

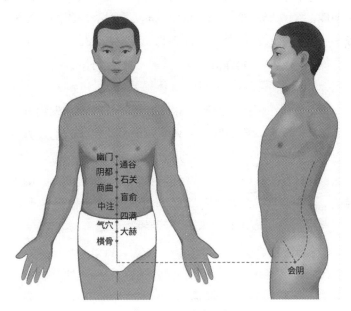

图1-2-5 冲脉经穴

冲脉的功能可以调节十二经脉气血，因此被称为"十二经之海"。冲脉，与生殖机能密切相关（下丘脑-垂体-性腺轴），它是有可视人体穴位的真"实"系统，但它的生理功能器官暂时不能用现代科学获得证实和认可，因此冲脉只能归属于"经络""虚拟"系统中的"中枢调节系统"。

冲脉疾病属于生殖障碍的最"上端"，冲脉障碍大多属于自身"器质性"因素。"下端"障碍反馈引起冲脉的"功能性"失常也很重要。据《素问·卷第十六　空骨论篇第六十》载："冲脉者，起于气街，并少阴之经，侠脐上行，至胸中而散……冲脉为病，逆气里急……"

从功能上分析，冲脉能调节十二经脉气血，这和垂体与下丘脑的功能极其相近。下丘脑功能有：①控制甲状腺的调节代谢功能（下丘脑－垂体－甲状腺轴）；②调节性腺的生育激素分泌功能（下丘脑－垂体－性腺轴）；③调节肾上腺的血压调控功能（下丘脑－垂体－肾上腺轴）；④可间接影响胰腺的血糖调控功能（下丘脑－垂体－腺体轴）。

不难看出，中医理论的冲脉调节功能与路径和现代医学的内分泌理论没有本质的区别，只是认识方法各异、论述方法不同而已。事实上冲脉的指向很明确，功能接近于下丘脑和垂体。因此，冲脉在人体中所承担的职能不应归属于"虚拟"的调节系统，而应该是一个真"实"的人体内分泌"中枢调节系统"。

病因：冲脉障碍是"天癸"病的"上端"疾病，是引起"天癸"病的主要原因，因此与"天癸"病相似。冲脉障碍也可引起多经络多系统功能改变，病因错综复杂。冲脉病可引起包括"天癸""任脉""带脉""督脉""精、气、血"等一系列运行障碍。

症状：冲脉病的症状十分复杂，并且广泛，除月经不调，闭经不孕，影响人的生长发育（下丘脑－垂体－生长激素轴）及生殖功能（下丘脑－垂体－性腺轴），还可波及人体的各个系统（下丘脑－垂体－肾上腺轴）。其中最主要的症状是气逆上冲，呕吐、急疼、攻痛，恶阻、头晕、目眩，失眠、心悸等。

治疗：辨证论治与理疗处方可参照下篇相关章节。

（二）任脉

任脉是人体的奇经八脉之一。任脉在人体的循行路径如图 1-2-6 所示。任脉起于胞中，下出于会阴，经阴阜，沿腹部正中线上行，经咽喉部（天突穴），到达下唇内，左右分行，环绕口唇，交会于督脉之龈交穴，再分别通过鼻翼两旁，上至眼眶下（承泣穴），交于足阳明经。分支，由胞中贯脊，向上循行于背部。任脉的交会穴有：会阴（督脉、冲脉）、曲骨（足厥阴）、中极（足三阴）、关元（足三阴）、石门、气海、阴交（冲脉）、神阙、水分、下脘（足太阴）、建里、中脘（手太阳、少阳、足阳明）、上脘（手阳明、手太阳）、巨朔、鸠尾、中庭、膻中、玉堂、紫宫、华盖、璇玑、天突（阴维）、廉泉（阴维）、承浆（足阳明）共 24 穴。

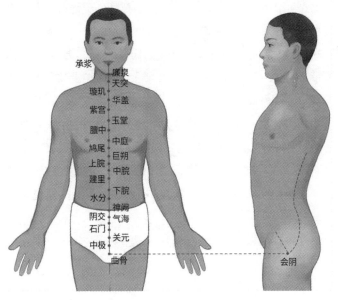

图 1-2-6　任脉经络穴位

任脉是"阴脉之海",它的功能是调节阴经气血运行。它和冲脉一样,也是有可视人体穴位的真"实"系统,但它的生理功能器官暂时不能用现代科学获得证实和认可,因此任脉只能归属于人体的"虚拟"调节系统。

从功能上分析,任脉调节"阴经气血"为"阴脉之海""任主胞胎""任脉虚,太冲脉衰少,天癸竭,地道不通,故形坏而无子也"。(《素问·卷第一 上古天真论篇第一》)这也与生殖内分泌系统和自主神经系统的功能十分吻合,只是当前没有被权威认可而已。因此,如果能够确定、认可它的精确功能与位置,任脉就会成为一个真"实"的人体调节子系统。

任脉障碍属于生殖障碍的"中、上端"疾病,"器质性"和"功能性"因素很难分辨。据《素问·卷第十六 空骨论篇第六十》载:"任脉者,起于中级之下,以上毛际,循腹里,上关元,至咽喉,上颐,循面,入目……任脉为病,男子内结七疝,女子带下瘕聚……"

病因:《素问·空骨论》曰:"任脉为病,男子内结七疝,女子带下瘕聚。"任脉病在"天癸"病的"上端",因此受"天癸"病影响最大,并与"天癸"病互相影响,互相制约。

症状:任脉病的症状主要为"天癸"病的症状表现(下丘脑-垂体-卵巢轴)。其他症状如:闭经不孕,带下色白,阴道流血,滑胎,月经淋漓,头晕眼花,腰膝酸软,舌淡脉细,少腹冷痛、久泻久痢,胃寒胃胀,目涩神昏等也与"天癸"病基本相同。

治疗:任脉病的治疗与理疗方法,主要参考"天癸"病的治疗方法。

（三）天癸

天癸（见图 1 - 2 - 7）病属于生殖障碍的"中、下端"疾病，处在冲、任脉的"下端"。天癸障碍大多由"上端"冲、任脉的障碍引起。"功能性"与"器质性"因素基本相等。

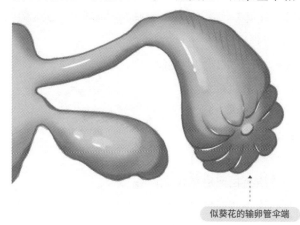

似葵花的输卵管伞端

图 1 - 2 - 7

《素问·上古天真论》曰："……二七而天癸至，任脉通，太冲脉盛，月事以时下，故有子。"从众多中医典籍论述的功能表现上看"天癸"是一个抽象的术语，属于没有视觉实体的"虚拟"系统。但它调节人体生理功能的物质能用现代科学获得验证，这又说明它是一个真"实"存在的系统。从它的功能和在生殖生理方面所起的作用看，"天癸"的指向不是内分泌腺体，而是内分泌激素。因内分泌腺体是天生存在的，而内分泌激素是后天发育成熟才能产生的。如《素问·卷第一 上古天真论篇第一》所言"天癸至……月事以时下""七七，任脉虚，太冲脉衰少，天癸竭"如下篇图 2 - 4 - 1 所示（下丘脑 - 垂体 - 卵巢轴），任脉、太冲脉的指向就是下丘脑、垂体，"天癸"即卵巢分泌的生殖激素。这与现代医学论述的"女性内分泌激素"十分吻合。因此"天癸"用今天的思维模式可以理解为"女性内分泌激素"。

病因："天癸"病是一个多经络多系统疾病（下丘脑－垂体－性腺轴、下丘脑－垂体－生长激素轴），病因错综复杂，其中包括"任脉""冲脉""带脉""督脉"等疾病引起的"天癸"运行障碍。

症状："天癸"病的主要症状如下。

（1）月经周期紊乱。

（2）皮下脂肪失衡。

（3）乳房状态失衡。

（4）容颜与年龄不符。

（5）骨质疏松或肩宽臀窄。

（6）心律不齐或多毛征。

证型："天癸"病的主要证型有，"瘀积内结型""脾肾两虚型""冲任不调型""肾元亏损型""禀赋不足型""气滞血瘀型""肾亏血瘀型""湿热毒邪型""肝郁火旺型""肝肾阴虚型""脾肾气虚型""肾阳虚型""肾阴虚型""阴阳失调型"等。

治疗："天癸"病的辨证论治及理疗处方，请参照下篇"多囊卵巢"篇与"内分泌功能紊乱"篇治疗。

（四）带脉

带脉病是生殖障碍的"中、下端"疾病，在下丘脑－垂体－性腺轴的垂体－性腺端。"器质性"和"功能性"因素相间是带脉病的特点。

研究妇科离不开带脉，因带脉与妇科密切相关。带脉是奇经八脉中的一条特殊经脉。古籍对带脉的论述：《灵枢·经别》曰："足少阴之正，至腘中，别走太阳而合，上至肾，当十四椎，出属带脉。"带脉是经络中唯一横行的经脉。带脉走行于腰腹部，是联系下腹部脏腑的一条经脉。因分布在腰带部位，因此称为"带脉"。带脉起始于第十一肋缘下的章门穴，环绕腰部一周，交汇于胆经的带脉穴，如图1-2-8所示。带脉的主要作用是固摄下焦，健运腰部和下肢。

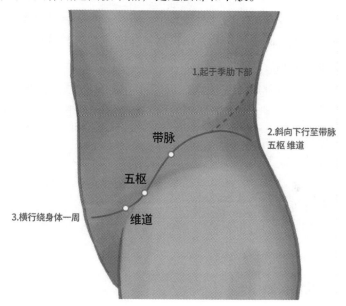

图1-2-8　带脉经穴

　　带脉也是经络系统中的一个子系统，因此它也属于一个"虚拟"调节系统。带脉对治疗妇科胞宫、带下、月经及生殖系统疾病至关重要。从功能上看，它与现代医学生殖系统中的内分泌系统有相似之处，如："约束纵行之脉""固摄下焦""健运腰部和下肢"。这与现代医学论述的生殖腺系统的作用是十分吻合的。

内分泌生殖腺系统的作用有：维持性特征，维持正常月经周期，促进骨骼强壮，维持正常的心血管功能，促进皮下脂肪分布。这也可以证明：带脉的指向大多是生殖内分泌系统，特别是女性生殖内分泌系统。

综上所述，带脉是从经络调节与性腺角度认识与论述生殖内分泌调节系统。"天癸"是从内分泌激素角度认识与论述生殖内分泌调节系统。因此不难看出：对带脉的认识与论述，中医理论与现代医学理论只是认识路径和论述方法不同而已，没有根本的区别。

病因：带脉病是生殖疾病的"中、下端"障碍，在"天癸"病的"下端"，也是与"天癸"病互相影响和互相制约的经络障碍。

症状：带脉病的症状与"天癸"病基本一致（下丘脑－垂体－卵巢轴）。其他如痛经、体痛、带下异常、腰酸无力、腰部肥胖等也与"天癸"病相似。

治疗：带脉病的治疗及理疗方法主要参考"天癸"病的辨证论治方法。

（五）督脉

督脉病是生殖障碍的"中、下端"疾病。督脉是生殖障碍"中端"与"下端"联系的经络，督脉病大多属于生殖障碍的"外因"因素。

据《素问·空骨论》载："督脉者，起于少腹以下骨中央，女子入系廷孔，其孔，溺孔之端也。其络循阴器合篡间，绕篡后，别绕臀，至少阴与巨阳中络者合，少阴上股内后廉，贯脊属肾，与太阳起于目内眦，上额交巅，上入络脑，还出别下项，循肩膊，内侠脊抵腰中，入循膂络肾。其男子循茎下至篡，与女子等。其少腹直上者，贯齐中央，上贯心入喉，上颐环唇，上系两目之下中央。此生病，从少腹上冲心而痛，不得前后，为冲疝；其女子不孕，癃痔、遗溺、嗌干。"督脉从长强起沿脊背上行过百会至龈交。督脉穴位如图1-2-9所示，督脉的交会穴有：兑端、龈交、素髎、水沟、神庭、上星、囟会、前顶、百会、后顶、强间、脑户、风府、哑门、大椎、陶道、身柱、神道、灵台、至阳、筋缩、中枢、脊中、悬枢、命门、腰阳关、腰俞、长强。督脉虽然不是对生殖最主要的调节系统，但因督脉是奇经八脉之一，主统人体阳气，被称作"阳脉之海"，故对生育的影响也很重要。

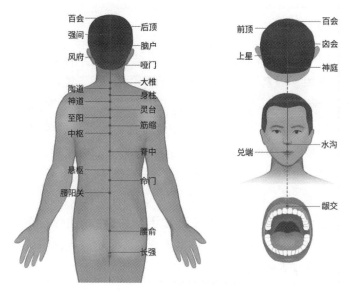

图1-2-9 督脉经穴

《素问·空骨论》曰："督脉为病，脊强反折……从少腹上冲心而痛，不得前后，为冲疝；其女子不孕，癃痔、遗溺、嗌干。"从古代前辈对督脉症状的论述看，督脉的功能特点应该是在"锥体外系"和"马尾神经系统"或下丘脑－垂体－肾上腺轴的终端系统。"其女子不孕，癃痔、遗溺、嗌干"很明显与生殖和泌尿系统疾病关系密切。

病因：督脉病是生殖疾病的"下端"疾病，在"天癸"和带脉障碍的"下端"，与"天癸"和带脉互相影响。

症状：督脉病的症状主要有，颈项强直，头疼发热，神志不清，耳鸣健忘，腰部酸痛。在生殖方面如少腹冷痛、宫寒不孕等，其他与"天癸"病基本一致。

治疗：督脉病的治疗和理疗方法主要参考"天癸"病辨证论治。

（六）精

"精"的失常是生殖障碍的"下端"疾病，属于生殖障碍的"外因"因素。《素问·上古天真论》曰："肾者主水，受五脏六腑之精而藏之，故五藏盛，乃能泻。"中医理论认为，精是先天之本的肾精和后天之本脾胃化生的水谷精微的总称。中医把精归于肾脏，精为生命的基础。由饮食化生的精，为水谷之精，输布到全身五脏六腑。

"精"对于机体非常重要，是人体生长发育，以及生殖发育的重要物质基础。用现代理论分析，中医论述的"精"属性是"实"的。大多指的是物质营养，是构成人体和维持生命活动的基本物质。

（七）气

"气"的失常是生殖障碍的"下端"疾病，属于生殖障碍的"外因"因素。《灵枢·邪客》曰："五谷入于胃也，其糟粕、津液、宗气，分为三隧。故宗气积于胸中，出于喉咙，以贯心脉，而行呼吸焉。"由此看来中医的"气"主要是物质的含义，也有少量虚拟的成分。"气"的第一重含义是指维持人体生命活动的基本物质，如饮食中的水谷之气，吸入之氧气等。"气"的第二重含义是指生命活动的动力，如脏腑之气。

气的化生来源于先天之精气，水谷之精气和肺吸入的自然界的氧气。气的功能主要是促进人体生长发育，调节各脏腑组织器官的功能活动，推动经络的运行、血液的循行，以及津液的生成、传输和排泄。气还有温煦功能，它能产生热量，维持并调节着人体的正常体温，保证人体各脏腑组织器官的生理活动。由此可以看出，中医论述的"气"表面上看似是"虚拟"的，实际上是真"实"性的营养物质；先天之气是主管消化功能和调节功能的腺体，后天之气就是氧气和参与氧气产生生化反应的营养物质。

（八）血

"血"的失常是生殖障碍的"下端"疾病，属于生殖障碍的"外因"因素。据《灵枢·决气》载："中焦受气取汁，变化而赤，是谓血……壅遏营气，令无所避，是谓脉。"由此看来，血和脉是共生共存的物质。中医认为，脾胃为"气血生化之源"，饮食营养的充足与缺乏，脾胃运化功能的强与弱，都直接影响着血液的化生。因此，长期营养不足，或脾胃运化功能长期失调，均可导致血液的生成不足而形成血虚的症状。

从相关论述可以看出，中医论述的"血"在很大程度上所指的就是血液、是物质。是循行于脉中的富有营养的液态物质，是构成人体和维持人体生命活动的基本物质。

"血"为脾胃所化，受心所主，藏于肝，统于脾，布于肺，根在肾，循行于脉络之中。这与现代医学理论中"血"的生成、运行、功能和各个脏器对血的制约与调节是完全相同的。

"脉"是血液运行的状态和表现，因此要想了解心肺，脾胃、肝肾、经络、气血等最捷径的方法就是"切脉"。

对于"精""气""血"的中医理论概念可以笼统地理解为："精"为营养物质和体质环境；"气"为营养物质和输送功能；"血"为营养物质和输送营养物质的载体；三者是同处在一条运行链中，互相联系，互相影响。精、气、血是互相依存、互相制约的。精为人体的正气，是生命物质精、血、津、液的统称，精足则气足血旺。

"气为血之帅"，气和血之间，是相互依存，相互滋生的。血的生成靠脏腑之气，血的运行，有赖于气的推动。因此，气可"生血""行血""摄血"。反过来，气的生成和发挥作用，又需要血的营养，气依靠血而存在，血虚则气不足，血旺则气足。因此又有"血为气之母"之说。在病理上，精亏则气虚血亏。

从以上论述可以看出，中医理论中的"气""血"和现代医学理论中的"氧气"和"血液"在运行及运行方式，互相依存方式，互相促进方式和互相制约方式上都是完全相同的。只是论述方法和所使用的术语不同而已，没有本质的区别。

五、生殖常规

据《素问·上古天真论》载："岐伯曰：女子七岁，肾气盛，齿更发长。二七而天癸至，任脉通，太冲脉盛，月事以时下，故有子。三七，肾气平均，故真牙生而长极。四七，筋骨坚，发长极，身体盛壮。五七，阳明脉衰，面始焦，发始堕。六七，三阳脉衰于上，面皆焦，发始白。七七，任脉虚，太冲脉衰少，天癸竭，地道不通，故形坏而无子也。"这是古代前辈对女性正常生理状况下生育常规的描述。

这段描述是说：女子七岁时肾气开始旺盛，十四岁时天癸到来，任脉通了，冲脉旺盛了，月经就按时到来了。二十一岁肾气长平，身体就到达了生长的极点。二十八岁是最强壮的时候，三十五岁开始进入身体的衰退期。四十二岁就进入了身体的大衰退期。四十九岁"任脉虚""太冲脉衰少""天癸竭"很明显是内分泌激素衰退的常规表现。这个时期的女性，生殖通道萎缩，就不能生育了。

六、生殖与人体各系统的联系

"天癸至，任脉通，太冲脉盛，月事以时下。"而月经是血的成分，血是从脾胃化生而来，血又受心所主，肾所化，肝所藏，通过"肺朝百脉"在经络中随气运行。因此，月经与五脏六腑，经络都有密切关系。

月经是脏腑、经络、气血对胞宫产生联合调节作用的结果。因此月经的正常与否与脏腑、经络、气血有直接关系。每一个环节运行失调都可能影响月经的正常运行。特别是肾、肝、脾的功能对月经正常运行至关重要。肝、脾、肾的盛衰虽然是女性生殖的外因因素，但它可直接影响经络、气血的正常运行，因此会间接影响月经的时间、量、色、质的改变。因生殖是肾、脾、肝，经络、"天癸"、胞宫共同协调运营的结果，故每一个环节都十分重要，一个过盛则不能协调，一个衰弱也会运行失常，因此平衡和协调是生殖成功的保证。从古代前辈的论述中可以看出，虽然古代的表达文字和今天不同，但意义和人体的发育特点是相同的，这也体现了古代前辈的智慧和中医理论的博大精深。

第二章

三医堂家传妇科对生殖失常的认识与论述

关于生殖失常，中医理论是按照经络、脏腑、气血的变化论述的。中医理论认为：生殖功能失常主要来自六淫、七情、饮食、劳逸。六淫又以寒、热、湿、伤及冲、任二脉和气血运行障碍为重要原因，主要表现如下。

（1）寒：寒者脉迟，舌淡。寒可引起气血凝滞。表现为月经后期，量少、色淡、痛经、闭经等。中医描述的"寒症"与现代医学理论描述的"功能性疾病""内分泌失调"等症状相近。

（2）热：热者脉数，舌干。热可迫血妄行。表现为崩中漏下，月经先期，量多。中医描述的"热症"与现代医学理论描述的"器质性疾病""内分泌失调""感染、炎症"等症状相近。

（3）湿：湿者脉沉，舌苔厚。湿邪可引起冲、任、带脉瘀滞。表现为痛经、月经不调、带下不断等。中医描述的"湿"与现代医学理论描述的"感染""阻塞""炎症""器质性病变"等症状相近。

（4）痰：痰者脉细、涩，舌暗、苔厚。在妇科生殖的研究中，还经常会遇到"痰"。从中医的论述看，痰和现代医学的"黏液"相类似，如：痰、阴道分泌物、血管沉积物、各个黏液系统分泌的黏液等。可以把中医理论下的"痰"粗略理解为人体分泌物、水液代谢异常引起的代谢物及分泌物输送障碍，或代谢物及分泌物的性质改变而影响通道正常功能。如：器质性病变、重度炎症等。

（5）瘀：瘀者脉涩、细，舌紫有斑。血瘀是妇科常见病。在痛经，月经不调，不孕症中"瘀"占一定比例。"瘀"即是"不通"和"阻塞"。"瘀"用现代医学理论解读，即通道受阻。大多与"感染""阻塞""炎症""器质性病变"等症状相近。

至于"虚寒""实寒""虚热""实热""寒湿""湿热""痰湿"等皆属于中医兼证范畴，可以理解为现代医学的并发症或综合征。

对于生殖失常的认识，中医各学派也不尽相同。如著名道医傅青主曾在"种子"篇中对不孕不育的原因做过精辟的论述，具体如下。

（1）身瘦不孕。

（2）胸满不思食不孕。

（3）下部冰冷不孕。

（4）胸满少食不孕。

（5）少腹急迫不孕。

（6）嫉妒不孕。

（7）肥胖不孕。

（8）骨蒸夜热不孕。

（9）腰酸腹胀不孕。

（10）便涩腹胀足浮肿不孕。

这不难看出，道医是从症状和体征上论述不孕不育。道医虽是中医的一派，但对疾病的认识却和中医主流派有所不同。道医是从体征表现和症状上对不孕不育的原因做了总结描述。

这样省略了辨证论治推敲的烦琐，但从症状表现可以引申到症状的根源，还是有独到之处的。如："肥胖不孕"与现代医学描述的多囊卵巢综合征有相同特点，"嫉妒不孕"与现代医学的心理性不孕十分吻合。

第一节　三医堂家传妇科对生殖失常特点的论述

中医理论认为，经络、脏腑、气血、阴阳的功能改变与疾病是生殖失常的主要原因。

（1）经络：从中医理论对经络的论述和经络的功能表现上看，可以理解为现代医学理论中的人体"内分泌轴"系统。

（2）脏腑：在这里指的是五脏六腑。可以理解为现代医学理论中的心、肝、脾、肺、肾、肠胃、子宫等人体所有的内脏器官。

（3）气血：从中医理论对气、血的功能论述上看，可以理解为现代医学所列举的所有人体需要的营养物质与输送系统。

（4）阴阳：阴阳五行理论博大精深，历史久远。据历史考证，阴阳理论最初不是中医发明的。中医把阴阳理论引入后，用来论述人体的生理功能和病理表现，十分恰当。从中医理论和对阴、阳的论述及功能表现上看，阴、阳相互依存、相互调节、相互制约。阴阳具有统领人体各个系统的机制，并对各系统具有调节功能。但它产生生理功能的器官不能用现代科学获得证实和权威认可。因此，在当前环境下，阴阳与经络只能归属于"虚拟"的人体调节系统。但通过近代研究，阴阳的调节机制与运动神经和自主神经的功能有很多相似之处，因此有人便把"阴"理解为"非感知"的自主神经系统，把"阳"理解为"可感知"的和运动神经系统。

一、冲任损伤

引起冲、任损伤有两个原因。直接原因有：经产过多，邪毒入侵。间接原因有：脏腑功能失调、精血不足、脾气虚弱、湿浊壅滞、肾气亏损，肝气郁结等。

因胞宫主要受冲、任、督、带脉的支配，在诸经络之中冲、任又是起主导作用的，因此受诸经的影响，失调也是首当其冲的。冲任失调、气血失调、督带同病是经、带、胎、产发病的主要原因。

二、气血失调

女性以血为本，血是经、胎、产、乳最重要的基础。因此，经、胎、产、乳产生的每一个环节都是血的消耗。过分地耗血，或摄取不足便形成血不足而气有余的失衡状态。这就是妇科生殖失调最主要的发病机理——血虚、气郁。

三、五脏功能失调

因血是从脾胃化生而来，血又受心所主，肾所化，肝所藏，通过肺朝百脉在经络中随气运行，因此，脾胃生化血液是妇科生殖最重要的环节。脾胃、肝、肾功能失调是妇科生殖疾病最主要的原因。如果肾气不足，阴阳失调，便可损伤冲任二脉，形成一系列生殖障碍性疾病。如：肝气郁结、肝失条达、肝失疏泄、肝血不足、肝阳上亢、肝气上逆、血随气生，可直接引起经、孕、胎、产过程的失调和疾病。因脾统血、主运化，故脾气受伤，可引起血不循经，月经失调，经量大增，崩中漏下，脾湿则带下增多。

第二节　三医堂家传妇科常见病的辨证论治

妇科生殖系统疾病的辨证特点：对妇科疾病的辨证论治，其特别之处是在经、带、胎，产方面。应首先从八纲、脏腑、气血、六淫着手辨证，继之辨别虚、实、寒、热，及血、气、肝、脾、肾和痰、湿所属。

一、虚证

（一）血虚

症见：患者疲惫，脉沉而无力。月经后期，量少色淡，质稀、腹痛。或闭经不孕，或不育小产，或产后血晕，恶露少，便秘，缺乳，皮肤干燥，面黄肌瘦，等等。

（二）气虚

症见：患者疲惫，气短，脉浮而无力。月经后期，量多，色淡、质稀。月经前期，崩中漏下，白带增多。或胚胎停育小产，或产后胞衣不下，恶露不尽，自汗，全身乏力，畏寒怕冷，手脚冰凉，等等。

（三）脾虚

症见：患者虚弱无力，脉缓无力。月经后期，量少色淡，质稀，或闭经。月经先期，崩中漏下。或带下不孕，腹痛喜按，精神不振，全身乏力，畏寒怕冷，手脚冰凉，等等。

（四）肾虚

症见：患者虚弱无力，懒言少动，脉浮无力。月经初潮迟，先后无定期，经量或多或少，色淡或鲜红，质稀或黏稠，或闭经，或带下不孕，或胚胎停育、滑胎等。

三医堂家传妇科对虚证的辨证论治方剂，在备孕期，一般使用促孕固肾汤加霞天膏，促孕补虚汤加霞天膏，或促孕止血汤加减。

虚证的常用理疗措施：灸带脉，维道、五枢、带脉穴左右分别灸一桩，每日一次，连续灸三至五日。用补法掌摩任脉，中极、关元、石门，气海、阴交至神阙止。往复 30～90 次，以皮肤有灼热感为度，每日一次，连续摩三日。摩毕，用天癸膏贴神阙穴，每日一贴，连续贴一周。

二、实证

（一）血瘀

症见：患者面暗，舌苔厚而干，脉弦或数。月经后期，经行不畅，经前或行经期小腹疼痛，拒按怕震动。经色紫黑，有瘀块，血块下后疼痛减轻。或小腹有癥瘕，或产后腹痛，恶露不下，或全身乏力，头疼身热。

（二）气郁

症见：患者烦躁，郁闷，脉弦或滑。月经不调，或先后无定期。月经后期，经行不畅，色暗红，小腹胀痛，拒按怕震动。或闭经，经前乳胀，或崩中漏下，带下黄白，质黏稠。或不孕，胚胎停育，妊娠恶阻，产后腹痛、缺乳等。

（三）痰湿

症见：患者烦躁，面暗，脉细数或涩。月经后期，量多色淡，质黏稠或量少腹痛。或闭经，白带多。或不孕，胚胎停育，或孕后恶阻、子嗽。或全身乏力，畏寒肢冷。

备孕期，实证的辨证论治方剂，一般使用促孕除湿汤加霞天曲，促孕行气汤加减，促孕凉血汤加减，促孕散结汤加霞天曲，促孕清肝汤加减或促孕解毒汤加霞天曲。

实证的常用理疗措施：用泻法指推带脉，自带脉穴、五枢至维道穴，轻推 30 ~ 90 次，以皮肤有热感为度，每日一次，连续推三至七日。针冲脉，阴交，大赫、四满、肓俞穴每五分钟泻针一次，连续泻三次，每日一次，连续针三至五日。针刺督脉，腰阳关、命门、中枢，不留针。针毕，用促孕活血膏贴神阙穴和气穴，每日一贴，连续贴一周。

三、寒证

（一）虚寒

症见：脉迟而无力，舌淡。月经后期，量少色暗，或量多质稀，色淡红或暗黑，小腹冷痛，喜热、喜按、喜温，阴部冷，白带清稀，不孕或胚胎停育。全身无力，怕冷喜热。

（二）实寒

症见：脉迟而沉。月经后期，经行不畅，经色暗黑，质黏稠，或有血块，少腹冷痛，拒按怕震动。

备孕期，寒证的辨证论治方剂，一般使用促孕祛寒汤加减，促孕补虚汤加霞天膏或促孕活血汤加减。

寒证的常用理疗措施：用补法灸、掌摩、鱼际擦带脉，自维道、五枢至带脉穴左右同时轻摩或鱼际擦 30～90 次，以皮肤有灼热感为度，每日一次，连续鱼际擦三日。灸任脉，中极、石门、阴交、神阙、建里各一桩，每日一次，连续灸三至五日。用补法指摩或掌摩冲脉，气冲、气穴、中注。摩毕，用促孕活血膏贴神阙穴和气穴，每日一贴，连续贴一至两周。

四、热证

（一）虚热

症见：脉数而弱。月经先期，量少色淡，或崩中漏下，淋漓不止，经色淡红或鲜红，质黏稠无恶气味。或经行吐衄，带下色黄，黏稠或有血丝。或受孕困难，胎漏。

（二）实热

症见：脉数而弦。月经先期，量多色深红或紫黑，质稠，有血块，有异味。或行经吐衄，痛经。或崩漏，带下黄暗，阴部红肿。

（三）湿热

症见：脉数而沉。月经先期，量多质稠，带下色黄。或有血丝，异味，阴部瘙痒，受孕困难或不孕，胚胎停育，小产，胎漏，等等。

备孕期，热症的辨证论治方剂，一般使用促孕清肝汤，促孕解毒汤加霞天曲，或促孕凉血汤加霞天曲。

热证的常用理疗措施：针刺带脉，带脉穴、五枢、维道穴，不留针，每日一次，连续针三至五日。拿或针冲脉，阴交穴、大赫穴、四满穴，肓俞穴，每五分钟泻针一次，连续泻三次，每日一次，连续针三至五日。拿或针督脉，腰阳关、命门、中枢，不留针。针毕，用促孕凉血膏贴神阙穴和气穴，每日一贴，连续贴五至七日。

第三节　三医堂家传妇科的辨证论治特点

因妇科生殖以血为本，因此妇科生殖辨证治疗的主要特点是调气血、和脾胃、治肝肾。

气血失和是造成妇科不孕不育的主要原因。因此，在辨证论治中，首先应以调气为主，辅助调血，视其寒、热、虚、实等辨证运用。病在气以调气为主，配合调血；病在血则以调血为主，配合调气。但原则是，在使用寒凉、攻下、行气、化瘀方药时，不可过于苦寒、耗散。在温补、滋补时不可温热、大补，以免耗气伤血，影响气血的调和。

一、调脾胃

因脾胃为后天之本，气血生化之源，脾为带脉之本。脾与胃共同化血以养冲、任，而冲脉隶属阳明，脾胃调和则化源足，冲、任、带脉功能正常（逆向调节），故调和脾胃是妇科生殖的重要手段。即使脾胃协调，病邪未入，用药也须谨慎，不宜过用滋腻或攻伐，以免损伤脾胃。

理疗原则：以针、灸、推、拿、按、摩、捏为主。虚证者，用补法推带脉，用补法摩任脉，外贴天癸膏。实证者，针刺冲脉或督脉，用泻法推带脉，贴促孕凉血膏。寒证者，用补法摩带脉，灸任脉，贴促孕活血膏。热证者，针带脉或用泻法拿带脉，针刺冲脉或督脉，贴促孕凉血膏。

二、治肝肾

肝藏血，主疏泄，为冲脉之本，有调血作用。肾藏精，主生殖，为任、督之本，有封藏、系胞的作用。因此治肝肾是治疗妇科不孕不育的重要原则（逆向调节）。

理疗原则：以针、灸、推、拿、按、摩、捏为主。虚证者，用补法摩带脉、拇指运或鱼际擦任脉，外贴天癸膏。实证者，针刺冲脉或督脉，掐带脉，贴促孕凉血膏。寒证者，用补法摩带脉，灸或用补法捏任脉，贴促孕活血膏。热证者，针带脉或用泻法掐带脉，针刺冲脉或督脉，贴促孕凉血膏。

三、调气血

调气血有侧重，在调理的同时，结合用药特点综合考虑，经、孕、胎、产、乳损耗血液。肝气易动，治疗常侧重于肝。肾气虚衰，气血皆虚，治疗上则以治肾为主，调理脾胃辅之。在经、带、胎、产疾病方面，应以调经为先，疏肝辅之，经期宜温，以利经行。经期过寒凉易造成经期延后、经行腹痛，经后不可过于温通以免经止而复行。

理疗原则：以针，灸、推、拿，按、摩、捏为主。虚证者，用补法掌摩或用补法鱼际推带脉，用补法掌摩任脉，外敷天癸膏。实证者，针刺冲脉或督脉，用泻法指推或用泻法拿带脉，贴促孕凉血膏。寒证者，用补法掌摩带脉，灸或用补法鱼际擦任脉，贴促孕活血膏。热证者，针带脉或用泻法指推带脉，针刺冲或督脉，贴促孕凉血膏。

四、带下病

以健脾为主，治肝肾辅之，湿热者孕前可用除湿之剂。

胎孕期疾病的治疗原则是：注意扶持母体的气血，健脾清热养胎，一般不用温热药，以免热扰冲、任而致胎动不安。末期则宜养肝肾，有助于母子健康，孕妇禁忌药在孕期尽量不用或慎用。

理疗原则：胎孕期无特殊情况不可理疗。备孕期以针、灸、推、拿、按、摩为主。虚证者，用补法掌摩带脉或用补法鱼际推任脉，外敷天癸膏。实证者，针刺冲脉或督脉，用泻法指推或用泻法拿带脉，贴促孕凉血膏。寒证者，用补法掌推带脉，灸或用补法掌推任脉，贴促孕活血膏。热证者，针带脉或用泻法指推带脉，针刺冲脉或督脉，贴促孕凉血膏。

五、月经病

月经是生殖的重要标志，月经病包括月经先期、月经后期、月经先后无定期，中期出血，月经过多，月经过少，经期延长，崩漏、闭经、痛经，经行吐衄，经行眩晕，经行泄泻，经行浮肿，经行风疹，经行乳胀，经行口糜，经行头痛，经行腰痛，经行焦虑等。

理疗原则：以针、灸、推、拿，按、摩为主，痛甚者加针刺或指按足三里。虚证者，用补法指摩带脉，用补法掌摩任脉，外敷天癸膏。实证者，针刺冲脉或督脉，用泻法指推带脉或用泻法指按督脉，贴促孕凉血膏。寒证者，用补法掌摩带脉，灸或用补法指摩任脉，贴促孕活血膏。热证者，针带脉或用泻法指推带脉，针刺冲脉或用泻法指按督脉，贴促孕凉血膏。

第四节　月经病的辨证论治要点

　　现代医学对月经及月经病的论述是科学数据的产物，如图2-4-1所示。中医理论是按月经的期、量、色、质、气味等方面的异常变化来论述月经的。在诊断上结合兼证、舌象、脉象进行辨证，在治疗上根据月经期、经量的异常情况论治。对于月经异常的鉴别诊断是从症状表现加以鉴别的。如：闭经与生理性停经结合年龄诊断。经期延长、月经过多、崩漏带下等应与小产、漏胎等下血证区别。三医堂妇科在备孕治疗中，针对月经异常所用的方剂是按照以促孕为主、治病为辅的原则进行辨证论治的。

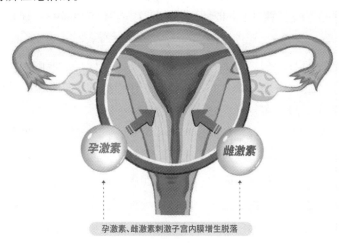

图 2 - 4 - 1

一、月经先期

症见：月经提前一般超过一周，常伴有月经过多或经期延长。实热者，月经量多，色紫质稠。阴虚内热者，量少色红。肝郁化热者，量或多或少，色或红或紫兼有胸胁少腹作胀。气虚者，经血量多色淡，质清稀。

辨证：热扰冲任，冲任不固。

治疗原则：因热而致者，当以清热凉血之剂治疗。以和血为主，不可破血。因虚而得者，宜补气摄血。清热不宜过用大苦大寒之品，以免伤及元气。

治法：清热凉血、固肾调经。

适应方名：促孕凉血汤加减。

处方：鹿茸 3～6g，鹿胎粉 3～9g，白芍 6～30g，生地 6～9g，当归 3～9g，益母草 6～9g，元胡 6～9g，甘草 3～6g，续断 3～6g，茯苓 9～12g，香附 6～12g，龟甲 3～9g，地骨皮 3～6g，丹皮 6～9g，白术 3～9g。因热者加水牛角 6～9g，水煎服，每日一剂。阴虚者减茯苓加黄芪 6～9g，水煎服，每日一剂。鹿茸、鹿胎粉合并一起打粉，用煎好的汤剂冲服，分早晚两次空腹服用。

理疗措施：针带脉或用泻法推带脉，自带脉穴、五枢至维道穴轻推 30～90 次，以皮肤有热感为度，每日一次，连续推三至五日。针冲脉，阴交、大赫、四满、肓俞，每五分钟泻针一次，连续泻三次，每日一次，连续针三至五日。掌按督脉或针刺；腰阳关、命门、中枢，不留针。剧烈痛经者加针刺或指按足三里穴。针毕，用促孕凉血膏贴神阙穴和气穴，每日一贴，连续贴一周。

二、月经后期

症见：月经错后一周以上。

辨证：血寒、血虚、气滞。

治疗原则：血寒证有虚、实之分。实寒，宜以温经散寒行滞为主。血虚，宜以养血益气为主。气滞，宜以行气开郁为主。

治法：温经散寒、理气补虚。

适用方名：促孕活血汤加减。

处方：鹿茸3~6g，鹿胎粉3~9g，红参1~6g，菟丝子6~9g，淫羊藿6~9g，阿胶6~10g，龟甲3~9g，仙茅3~6g，茯苓9~12g，丹参6~9g，钩藤3~6g，当归3~9g，益母草6~9g，熟地6~9g，香附6~12g，元胡6~9g，木香3~6g，川芎3~6g，赤芍6~9g。虚者减钩藤、茯苓、仙茅，加何首乌6~9g，枸杞子6~9g。水煎服，每日一剂。实者减钩藤、茯苓、仙茅，加首乌6~9g，丹皮6~9g，水煎服，每日一剂。鹿茸、鹿胎粉合并一起打粉，用煎好的汤剂冲服，分早晚两次空腹服用。

理疗措施：用补法掌摩带脉，自维道穴、五枢穴左右同时往复30~90次，以皮肤有热感为度，每日一次，连续摩三至七日。用补法掌按或灸任脉，中极、石门、阴交、神阙、建里各一桩，每日一次，连续灸三日。或针灸冲脉，气冲穴、气穴、中注穴，不留针。针毕，用促孕活血膏贴神阙穴，每日一贴，连续贴五至七日。

三、月经先后无定期

症见：月经不按周期来潮，或先或后。

辨证：肝郁、肾虚。

治疗原则：因月经先后无定期辨证复杂，肝郁宜以舒肝养血调经为主。肾虚宜以补肾调肝为主。

治法：疏肝养血、补肾调经。

适用方名：促孕固肾汤加减。

处方：鹿茸3~6g，鹿胎粉3~9g，红参1~3g，菟丝子6~9g，淫羊藿6~9g，仙茅3~6g，续断3~6g，桑寄生3~6g，茯苓9~12g，白芍6~30g，丹参6~9g，当归3~9g，熟地6~9g，香附6~12g，龟甲3~9g，甘草3~6g，川芎3~6g，阿胶6~10g。水煎服，每日一剂。肝郁者减仙茅、丹参，加羚羊角3~6g，五味子6~9g。水煎服，每日一剂。肾虚者减丹参加女贞子6~9g。水煎服，每日一剂。鹿茸、鹿胎粉合并一起打粉，等分两份，用煎好的汤剂冲服，分早晚两次空腹服用。连续服两周，观察两周为一疗程。可根据患者体质状况，在治疗或观察期间使用霞天膏和西药辅助治疗。

理疗措施：灸带脉，自维道、五枢、带脉穴左右分别灸一桩，每日一次，连续灸三日。用补法指摩或用补法掌摩任脉，自中极、关元、石门、气海、阴交至神阙止，往复30~90次，每日一次，以皮肤有灼热感为度，连续摩三至五日。摩毕，用天癸膏贴神阙穴，每日一贴，连续贴一周。

四、月经过多

症见：月经周期正常，而经量增多，或行经期延长，总量增多者。

辨证：气虚、血热。

治疗原则：气虚者宜以补气摄血为主。血热者宜以清热调经为主，但清热不可过。

治法：清热止血、补气调经。

适用方名：促孕凉血汤加减。

处方：鹿茸 3~6g，鹿胎粉 3~9g，白芍 6~30g，生地 6~9g，当归 3~9g，益母草 6~9g，元胡 6~9g，甘草 3~6g，续断 3~6g，茯苓 9~12g，香附 6~12g，龟甲 3~9g，地骨皮 3~6g，丹皮 6~9g，白术 3~9g。气虚者减茯苓、续断，加黄芪 9g。水煎服，每日一剂。血热者加水牛角 6~9g，水煎服，每日一剂。鹿茸、鹿胎粉合并一起打粉，等分两份，用煎好的汤剂冲服，分早晚两次空腹服用。

理疗措施：用补法推捏带脉，维道穴、五枢穴、带脉穴，每日一次，连续推捏三日。指按或针冲脉，阴交、大赫、四满、肓俞，每日一次，连针三日。指按或针刺督脉，腰阳关、命门、中枢，不留针。剧烈痛经者加针刺或指按足三里穴。针毕，用促孕活血膏贴神阙穴和气穴，每日一贴，连续贴一周。

五、月经过少

症见：月经周期不变，而经量减少，或行经期缩短，总量减少者。

辨证：血虚、血瘀。

治疗原则：血虚者宜以补血调经为主。血瘀者宜以活血化瘀为主。

治法：补血调经、活血化瘀。

适用方名：促孕活血汤加减。

处方：鹿茸 3~6g，鹿胎粉 3~9g，红参 1~6g，菟丝子 6~9g，淫羊藿 6~9g，阿胶 6~10g，龟甲 3~9g，仙茅 3~6g，茯苓 9~12g，丹参 6~9g，钩藤 3~6g，当归 3~9g，益母草 6~9g，熟地 6~9g，香附 6~12g，元胡 6~9g，木香 3~

6 g，川芎 3~6 g，赤芍 6~9 g。血虚者加何首乌 6~9 g，枸杞子 9 g，水煎服，每日一剂。血瘀者加三七 1 g，红花 6~9 g，水煎服，每日一剂。鹿茸、鹿胎粉合并一起打粉，等分两份，用煎好的汤剂冲服，分早晚两次空腹服用。同时用黑胡椒 6 g 打碎水煎洗脚，以周身有热感或微汗为度，每晚一次。

理疗措施：灸或用补法指摩带脉，自五枢、维道、带脉穴左右同时往复 30~90 次，以皮肤有热感为度，每日一次，连续摩三至五日。用补法掌推或灸任脉，中极、石门、阴交、神阙、建里各一桩，每日一次，连续灸三日。针冲脉，气冲、气穴、中注，不留针。剧烈痛经者加针刺或指按足三里穴。针毕、用促孕活血膏贴神阙穴和气穴，每日一贴，连续贴一至两周。

六、闭经

症见：女子年逾 18 周岁月经尚未初潮，或月经中断 3 个月以上者。

辨证：闭经病因病机复杂，一般与先天因素、肾元不足有关，后天因素必须全面综合考虑，仔细辨证。

治疗原则：根据实际情况灵活治疗。原发性闭经，有小指奇短，头小，二目间距或宽或窄。掌纹纷乱，悬雍异常，鼻涕流涎，语言不清者应考虑先天因素。如：下丘脑垂体障碍，当以补肾元为主，调脾胃辅之。继发性闭经以调脾胃，疏通经络，活血化瘀为主。

治法：补肾健脾、活血调经。

适用方名：促孕全能汤或促孕活血汤加减。

处方：鹿茸 3~6 g，鹿胎粉 3~9 g，红参 1~6 g，菟丝子 6~9 g，淫羊藿 6~9 g，阿胶 6~10 g，龟甲 3~9 g，仙茅 3~

6g，茯苓9~12g，丹参6~9g，钩藤3~6g，当归3~9g，益母草6~9g，熟地6~9g，香附6~12g，元胡6~9g，木香3~6g，川芎3~6g，赤芍6~9g。原发性闭经者，鹿茸、菟丝子、鹿胎粉大剂量。继发性闭经者减茯苓、钩藤、仙茅，加红花6~9g，水煎服，每日一剂。鹿茸、鹿胎粉合并一起打粉，等分两份，用煎好的汤剂冲服，分早晚两次空腹服用。同时用黑胡椒6g打碎水煎洗脚，以全身感热，微汗为度，每晚一次。

理疗措施：灸或用补法掌摩带脉，自维道、五枢左右同时轻摩30~90次，以皮肤有热感为度，每日一次，连续掌摩三至五日。用补法鱼际擦或灸任脉，中极、石门、阴交、神阙、建里各一桩，每日一次，连续灸三日。或针冲脉，气冲、气穴、中注，不留针。针毕，用促孕活血膏贴神阙穴和气穴，每日一贴，连续贴五至七日。

七、崩漏

症见：经血非时而下或淋漓不尽，或月经先期、经量过多、月经先后无定期、经期延长等。

辨证：冲任失制，血不循经。

治疗原则：崩漏的病因复杂，证型很多，有血热、血瘀、脾虚、肾虚等。治疗原则是急则治其标，缓则治其本。调节冲任，清热凉血，止血补血，调理脾胃，恢复气血正常运行（正向调节）。

治法：清热凉血、补血止血。

适用方名：促孕止血汤加减。

处方：鹿茸3~6g，鹿胎粉3~9g，黄芪9~12g，白芍6~30g，归尾3~6g，地榆炭3~6g，艾叶炭6g，元胡6~9g，白术3~9g，炙甘草3~6g，茯苓9~12g，杜仲炭3~6g。经行量大者鹿茸、鹿胎粉减量。血热者加水牛角6~9g，生地6~9g。血瘀者加何首乌6~9g，艾叶6g。脾虚者加三仙各9g。肾虚者加冬虫夏草6g，水煎服，每日一剂。鹿茸、鹿胎粉合并一起打粉，用煎好的汤剂冲服，分早晚两次空腹服用。

理疗措施：针刺带脉，维道穴、五枢穴、带脉穴，不留针，每日一次，连续针三至五日。或用泻法双手拇指运任脉，自膻中至阴交穴往复30~90次，以皮肤有灼热感为度，每日一次，连续运三日。剧烈痛经者加针刺或指按足三里穴。运毕，用促孕凉血膏贴神阙穴和气穴，每日一贴，连续贴一周。

八、痛经

症见：疼痛伴随月经周期而发作，疼痛部位主要在小腹。经期或行经前后出现小腹疼痛，或痛引腰骶，或渐进性剧痛，甚者可致呕吐昏厥。虚痛者，阴痛不断或月经后始痛，痛时喜按。实痛者，绞痛、阵痛、痛而拒按，怕震动。寒痛者，得温痛减，感冷痛重。热痛者，遇热痛剧，有灼痛感。若痛在小腹中部，引及腰骶、外阴、肛门、股内侧，向上可引及胃脘部，常伴恶心、呕吐、胃脘痛，里急后重，此多属寒或气虚。若胀痛则属气滞。

辨证：冲任失调、气血阻滞。病因有寒、热、虚、实或冲、任、胞宫失于濡养，不荣而痛。

治疗原则：根据痛的属性、部位、程度，月经的期、量、色、质及舌、脉，辨识虚实，治宜以调理冲任，理气活血为主（正向调节）。经期治标，调血止痛，平时治本，辨证求因。以气滞血瘀、寒湿凝滞者多见，因此治疗痛经常以行气、活血、调经，温通止痛为主。

理疗原则：以针，推、拿，按、摩、捏为主。虚证者，用补法摩带脉，或用补法掌摩任脉，外敷天癸膏。实证者，针刺或拿冲脉、督脉，用泻法推带脉，贴促孕凉血膏。寒证者，用补法摩或鱼际擦带脉，灸或掌摩任脉，贴促孕活血膏。热证者，针带脉或用泻法推带脉，针刺或推捏冲脉或督脉，贴促孕凉血膏。痛甚者加针刺足三里穴，不留针。晕厥者加针刺合谷穴，不留针。

（一）气滞血瘀型

治法：理气活血，行瘀止痛。

适用方名：促孕活血汤加减。

处方：鹿茸 3~6g，鹿胎粉 3~9g，红参 1~6g，菟丝子 6~9g，淫羊藿 6~9g，阿胶 6~10g，龟甲 3~9g，仙茅 3~6g，茯苓 9~12g，丹参 6~9g，钩藤 3~6g，当归 3~9g，益母草 6~9g，熟地 6~9g，香附 6~12g，元胡 6~9g，木香 3~6g，川芎 3~6g，赤芍 6~9g。血瘀者减菟丝子、钩藤、茯苓、仙茅，加红花 6~9g，丹皮 6~9g，水煎服，每日一剂。鹿茸、鹿胎粉合并一起打粉，用煎好的汤剂冲服，分早晚两次空腹服用。

理疗措施：用泻法指推带脉，自带脉穴、五枢至维道穴左右同时轻推 30~90 次，以皮肤有热感为度，每日一次，连续指推三至五日。灸任脉，中极、石门、阴交、神阙、建里各一桩，每日一次，连续灸三日。或针冲脉，气冲、气穴、中注，不留针。剧烈痛经者加针刺或拇指运足三里穴。针毕，用促孕活血膏贴神阙穴，每日一贴，连续贴一周。

（二）寒湿凝滞型

治法：温经散寒，通经止痛。

适用方名：促孕除湿汤加减。

处方：鹿茸3~6g，鹿胎粉3~9g，菟丝子6~9g，淫羊藿6~9g，茯苓9~12g，桑寄生3~6g，白芍6~30g，莲子6~9g，当归3~9g，益母草6~9g，生地6~9g，香附6~12g，龟甲3~9g，地骨皮3~6g，元胡6~9g，车前子3~6g，菖蒲3~6g。湿气重者减菟丝子加朱苓9g。水煎服，每日一剂。鹿茸、鹿胎粉合并一起打粉，等分两份，用煎好的汤剂冲服，分早晚两次空腹服用。连续服用两周，观察两周为一疗程，观察期间用霞天曲或抗生素治疗。同时用黑胡椒6g打碎水煎洗脚，以周身热感或微汗为度，每晚一次。

理疗措施：灸或用补法推带脉，维道穴、五枢穴、带脉穴，连续推20~30次，每日一次，连续推三至五日。灸冲脉，气冲、大赫、四满、阴交、商曲，每日一次，连续灸三日。或针刺督脉，腰俞、悬枢、筋缩，不留针，每日一次，连续针三至五日。剧烈痛经者加针刺或指按足三里穴。用促孕活血膏贴神阙穴，每日一贴，连续贴一至两周。

（三）肝肾亏虚型

治法：调补肝肾。

适用方名：促孕固肾汤加减。

处方：鹿茸3~6g，鹿胎粉3~9g，红参1~6g，菟丝子6~9g，淫羊藿6~9g，仙茅3~6g，续断3~6g，桑寄生3~6g，茯苓9~12g，白芍6~30g，丹参6~9g，当归3~9g，熟地6~9g，香附6~12g，龟甲3~9g，甘草3~6g，川芎3~6g，阿胶6~10g。肝虚者减仙茅、续断、桑寄生，加五味子9g。肾虚者重用鹿茸、菟丝子，水煎服，每日一剂。鹿茸、鹿胎粉合并一起打粉，用煎好的汤剂冲服，分早晚两次空腹服用。连续服两周，观察两周为一疗程。可根据患者体质状况，在治疗或观察期间使用霞天膏和西药辅助治疗。

理疗措施：灸带脉，自维道穴、五枢穴、带脉穴左右分别灸一桩，每日一次，连续灸三至七日。掌摩或用补法鱼际擦任脉，自中极、关元、石门、气海、阴交至神阙止，往复30～90次，以皮肤有热感为度，每日一次，连续推三至五日。推毕，用天癸膏贴神阙穴，每日一贴，连续贴五至七日。

九、附：痛经的疼痛等级

痛经有原发性痛经与继发性痛经。原发性痛经主要是子宫内膜异位症，内分泌紊乱。内分泌紊乱可引起前列腺素异常增高，子宫剧烈收缩引起痛经症状。继发性痛经一般为附件炎症、子宫腺肌症、盆腔炎、子宫内膜异位症等。先天发育障碍，生殖道不通、梗阻也可引起痛经。根据疼痛的程度，痛经的疼痛等级可分为如下6级。

Ⅰ. 微微不适，能正常工作，不影响生活。

Ⅱ. 小腹有微痛，感觉腰酸，腰痛，一般能坚持，阵发性难忍。

Ⅲ. 有腹泻，绞痛的感觉，全身乏力，不适烦躁。

Ⅳ. 疼痛冒冷汗，想吐，能坚持工作。

Ⅴ. 疼痛难忍，感觉虚弱，头晕，走路不稳，不能坚持工作。

Ⅵ. 痛到生无可恋，头晕，呕吐，有要休克的感觉，无法工作和正常生活。

第五节　带下病的辨证论治要点（备孕期）

带下：生理性白带，健康女性阴道内平时也有少量分泌物，呈乳白或蛋清状，无臭味，起润滑和保护作用，无局部刺激症状。当青春期、月经前期或妊娠期，阴道分泌物可能增多，属于正常生理现象。

带下病症见：阴道分泌物过多，持续时间过长，色暗，或黄，或带血丝、质稠，或黏，有异味。并兼有局部瘙痒或全身不适症状。带下量明显增多，持续时间明显延长，或色、质、气味异常。若带下杂色，恶臭则当应警惕恶性病变。

辨证：湿邪过盛、脾肾虚弱，任、带受损。本病的诊断不难，凡带下病的治疗，常以健脾除湿为主，根据兼寒、兼热或兼毒，辅以祛寒燥湿或清热利湿之剂。

治疗原则：以补肾为主，调经升阳辅之，祛湿助之。

理疗原则：以针，推、拿，按、摩为主。虚证者，用补法摩带脉，用补法推任脉，或用补法掌摩任脉，外敷天癸膏。实证者，针刺冲脉或督脉，用泻法推带脉，或用泻法拿带脉，贴促孕凉血膏。寒证者，用补法鱼际擦或用补法摩带脉，灸或用补法掌摩任脉，贴促孕活血膏。热证者，针带脉或用泻法推带脉，针刺或用泻法掐冲脉，贴促孕凉血膏。

一、脾虚型

症见：带下色白或淡黄，质薄、无臭味，量多而连绵不断。

治疗原则：以补脾为主，健脾益气，升阳、除湿、止带。

治法：健脾益气、除湿止带。

适用方名：促孕补虚汤加减。

处方：鹿茸3~6g，鹿胎粉3~9g，红参1~3g，当归3~9g，熟地6~9g，丹参6~9g，香附6~12g，龟甲3~9g，黄芪9~12g，白术3~9g，赤芍6~9g，甘草3~6g，续断3~6g，川芎3~6g，阿胶6~10g。脾气阳虚者减赤芍、熟地、川芎、续断，加生地9g，三仙各9g，水煎服，每日一剂。鹿茸、鹿胎粉合并一起打粉，用煎好的汤剂冲服，分早晚两次空腹服用。

理疗措施：灸带脉，自维道穴、五枢穴、带脉穴左右分别灸一桩，每日一次，连续灸三日。用补法推或用补法掌摩任脉，自中极、关元、石门、气海、阴交至神阙止，往复30~90次每日一次，以皮肤有热感为度，连续掌摩三至五日。摩毕，用天癸膏贴神阙穴，每日一贴，连续贴一周。

二、肾虚型

症见：带下清冷稀薄如水，无臭或有腥气，量多而终日淋漓不止。

治法：补肾温阳、调经止带。

适用方名：促孕固肾汤加减。

处方：鹿茸3~6g，鹿胎粉3~9g，红参1~6g，菟丝子6~9g，淫羊藿6~9g，仙茅3~6g，续断3~6g，桑寄生3~6g，茯苓9~12g，白芍6~30g，丹参6~9g，当归3~9g，熟地6~9g，香附6~12g，龟甲3~9g，甘草3~6g，川芎3~6g，阿胶6~10g。肾阳虚者减川芎、茯苓、续断、仙茅、丹参，加杜仲（炒）6g，冬虫夏草6g，水煎服，每日一剂。鹿茸、鹿胎粉合并一起打粉，用煎好的汤剂冲服，分早晚两次空腹服用。连续服两周，观察两周为一疗程。可根据患者体质状况，在治疗或观察期间使用霞天膏和西药辅助治疗。

理疗措施：用补法摩或灸带脉，自维道穴、五枢穴、带脉穴左右分别灸一桩，每日一次，连续灸三日。用补法掌摩或掌推任脉，自中极、关元、石门、气海、阴交至神阙止，往复30~90次，每日一次，以皮肤有热感为度，连续掌推三至七日。推毕，用天癸膏贴神阙穴，每日一贴，连续贴五至七日。

三、湿热型

症见：带下淋漓不断，色黄或赤白相兼，质稠黏，有腥臭味。

治法：清热利湿、止带调经。

适用方名：促孕除湿汤加减。

处方：鹿茸3~6g，鹿胎粉3~9g，菟丝子6~9g，淫羊藿6~9g，茯苓9~12g，桑寄生3~6g，白芍6~30g，莲子6~9g。当归3~9g，益母草6~9g，生地6~9g，香附6~12g，龟甲3~9g，地骨皮3~6g，元胡6~9g，车前子3~6g，菖蒲3~6g。湿气重者减桑寄生、当归、菟丝子，加苦参6g，猪苓9g，水煎服，每日一剂。鹿茸、鹿胎粉合并一起打粉，用煎好的汤剂冲服，分早晚两次空腹服用。连续服用两周，间隔两周为一疗程，间隔期间用霞天曲或抗生素治疗。

理疗措施：针刺带脉，维道穴、五枢穴、带脉穴，不留针，每日一次，连续针三至五日。掐或针刺冲脉，气冲、大赫、四满、阴交、商曲、每五分钟泻针一次，连续泻三次，每日一次，连续针三至七日。或针刺督脉，腰俞、悬枢、筋缩，不留针，每日一次，连续针三至五日。剧烈腹痛者加针刺或拇指运足三里穴。用促孕凉血膏贴神阙穴和气穴，每日一贴，连续贴一至两周。

四、湿毒型

症见：带下量多，色黄绿如脓，黏稠，或浑浊如米泔，或夹有血液，有臭味。

治疗原则：清热、利湿、解毒、止带。有重度症状可先停止备孕，用西药抗菌消炎治疗，症状减轻，符合备孕条件后，继续备孕治疗。

适用方名，促孕除湿汤加减。

处方：鹿茸 3～6 g，鹿胎粉 3～9 g，菟丝子 6～9 g，淫羊藿 6～9 g，茯苓 9～12 g，桑寄生 3～6 g，白芍 6～30 g，莲子 6～9 g。当归 3～9 g，益母草 6～9 g，生地 6～9 g，香附 6～12 g，龟甲 3～9 g，地骨皮 3～6 g，元胡 6～9 g，车前子 3～6 g，菖蒲 3～6 g。减当归、桑寄生、菟丝子，加猪苓 9 g，黄芩 9 g，水煎服，每日一剂。鹿茸、鹿胎粉合并一起打粉，用煎好的汤剂冲服，分早晚两次空腹服用。服用两周，间隔两周为一疗程，间隔期间用霞天曲或抗生素治疗。

理疗措施：针刺带脉，维道、五枢、带脉穴，不留针，每日一次，连续针三至五日。针刺冲脉，气冲、大赫、四满、阴交、商曲、每五分钟泻针一次，连续泻三次，每日一次，连续针三至五日。用泻法推捏或针督脉，腰俞、悬枢、筋缩，不留针，每日一次，连续针三至七日。腹痛者加针刺或掐足三里穴。用促孕凉血膏贴神阙穴和气穴，每日一贴，连续贴一周。

第六节　恶阻的辨证论治要点

恶阻：妊娠早期出现恶心呕吐、厌食，或食入即吐者。本病有轻重之分，轻者不治自愈，重者能伤津失养，为异常。必须及时治疗，以保胎儿的正常发育。

异常恶阻症见：孕妇在妊娠早期（5～6周）食欲减退、择食，晨有恶心、呕吐等现象。一般在12周后逐渐自行消失。如果呕吐逐渐加重，食入即吐不能进食，须以补充调节电解质治疗。

病因：血聚养胎，冲脉气盛，脾胃虚弱，纳差无力，导致冲脉上逆，胃失和降而引起呕吐。或因脾气虚弱，运化失调，聚湿生痰，停滞胃脘，痰随冲气上涌而致呕吐。肝阳偏盛，胃气较弱，或怒气伤肝，肝失条达，郁而化热，可造成肝热、肝气随冲气而上逆，犯胃而致呕吐。

一、脾胃虚弱型

症见：恶心呕吐，不思饮食，或呕吐清涎，神疲乏力，舌质淡胖，边有齿痕，脉象缓滑无力。

治疗原则：健脾和胃，降逆止呕。

适用方名：六君子汤加减。

二、肝胃不和型

症见：呕吐酸水或苦水，胸满胁痛，叹息为快，嗳气频繁，头胀眩晕，烦渴口苦，舌红苔黄，脉弦滑。

治疗原则：抑肝和胃、降逆止呕。

适用方名：苏叶黄连汤加减。

若气阴两亏，症见：阴液亏损，精气不足，出现精神萎靡，消瘦乏力，眼眶凹陷，双目无神，口渴唇燥，舌红少津，脉象滑而细数等。治宜益气养阴，和胃止呕。

辨证：脾虚痰滞、胃失和降、冲脉上逆。

治疗原则：以健脾和胃为主，调肝固冲为辅。

适用方名：生脉饮。

第七节　滑胎的辨证论治要点

滑胎：小产或堕胎连续发生 3 次以上者。

辨证：肾虚，冲、任不固，胞脉失养。

病因：气血虚弱不足以养胎，血热扰冲、任二脉、伤及胎元。

治疗原则：补肾、健脾、养血，固冲任。虽然原则上认为滑胎后不宜过快怀孕，两次怀孕时间至少相隔一年。但实际情况，在使用促孕汤时加大白芍用量，六个月后即可再次受孕。如果滑胎患者已怀孕，应尽快保胎并进行抗免疫治疗，防止胚胎停育或胎漏。

理疗原则：以摩、拿为主。一般不可针、灸、掐、推、按。

本章总结：明确了解生殖的环节和各个生育器官的功能之后，便掌握了生殖的机制和路径，在诊断不孕不育时就有了明确的路径和方向。通过辨证就不难发现疾病处在生殖轴的哪一端，是哪一个器官，哪个环节出现障碍。通过"三端辨证"论治就可以发现障碍是在气血还是在经络或脏腑，这样便可以做到诊断有路径，辨证有目标，论治有方向。

第三章

现代医学对女性生殖的认识与论述

第一节　正常女性生殖器官

正常女性的生殖器官包括外生殖器和内生殖器，如图 3 - 1 - 1 所示。

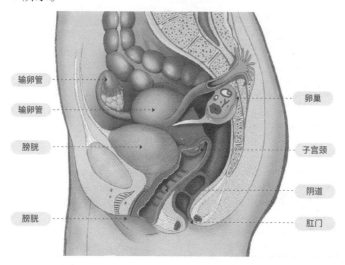

图 3 - 1 - 1　正常女性生殖器官

一、外生殖器

外生殖器包括阴阜，大阴唇、小阴唇、阴蒂、前庭球、前庭，前庭大腺、尿道口、阴道口，处女膜。外生殖器是辅助生育器官，不承担主要生育功能。在此我们只研究承担主要生殖功能的女性内生殖器。

二、内生殖器

正常女性的内生殖器官如图 3 - 1 - 2 所示。其中包括生殖通道和生殖腺，有的既是生殖通道又可分泌少量生殖激素如子宫。

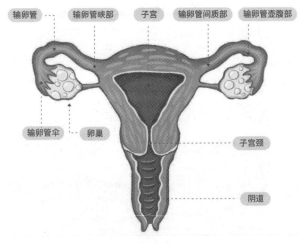

图 3 - 1 - 2   正常女性内生殖器官

（1）生殖通道

生殖通道是精子与卵子在结合过程中经过的路径。如：阴道、子宫、宫颈、输卵管，如图 3 - 1 - 3 所示。

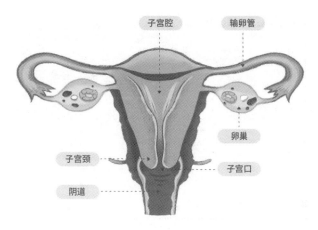

图 3 - 1 - 3　女性生殖通道

（2）生殖腺

生殖腺有产生生命体和维持生命体生长发育的功能，女性卵巢是最重要的生殖腺体，如图 3 - 1 - 4 所示。

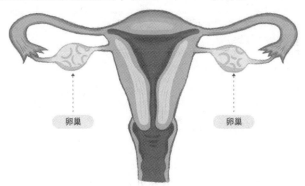

图 3 - 1 - 4　女性卵巢

内生殖器是承担生育功能的重要器官，其中子宫和卵巢是承担生育功能最重要的器官，因此要研究生育问题和诊断不孕不育时要首先从承担主要功能的器官着手，分清主次才能抓住问题的根本。承担生育功能的器官依次是：卵巢、输卵管、子宫、宫颈、阴道。

第二节　正常生殖器官的功能

一、卵巢的功能

卵巢是女性最重要的生殖内分泌器官，也是最主要的生殖器官。它的外形就像一枚蚕豆。卵巢的生理功能如下。

（1）维持女性第二性征。

（2）促进乳房发育。

（3）维持正常月经周期。

（4）保持对异性的兴趣和心情愉快。

（5）对骨骼的影响，能促进骨骼强壮。

（6）维持正常的心血管功能。

（7）促进皮下脂肪分布，保持皮肤光泽亮滑。

二、输卵管的功能

输卵管是生殖通道中最狭长的部分，如图 3 - 2 - 1 所示，因此也是最重要的部分。输卵管在生殖环节上的主要职能是输送精子，捕捉卵子，运送卵子并在输卵管壶腹部进行精卵结合，继之把受精卵输送到子宫。

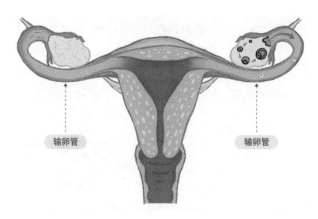

图 3 - 2 - 1　女性输卵管

三、子宫的功能

成熟子宫的形状像是一个倒置的鸭梨，如图 3 - 2 - 2 所示。子宫的功能是参与内分泌调节、接受生殖激素调经，产生月经、孕育胎儿。

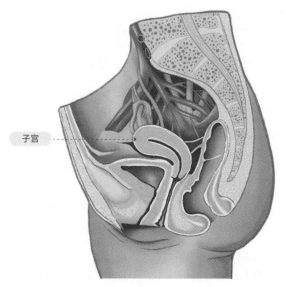

图 3 - 2 - 2　子宫的位置与形状

具体方式是分泌人绒毛膜促性腺激素、雌激素、孕激素等激素，参与内分泌调节。在雌激素下降后，刺激子宫内膜脱落产生月经，为受精卵着床做准备。当受精卵到达子宫后进行种植着床，并提供给发育期的胚胎营养，直至胎儿出生。

四、宫颈的功能

宫颈口的上皮细胞为复层鳞状上皮，可以有效抵御病原体侵入，如图 3 - 2 - 3 所示。宫颈的功能如下。

（一）阻止病原体进入子宫，预防感染。

（二）让精子有条件地通过，促进受孕。

（三）促进分娩。

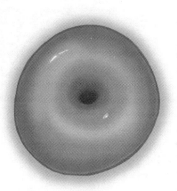

图 3 - 2 - 3　女性宫颈口

五、影响受孕的六种激素

（一）催乳素（PRL）参考值：118.72 ~ 551.20mIU/L

（二）雌二醇（E2）参考值：

青春期前：18.35 ~ 110.10pmol/L

卵泡期：73.40 ~ 1056.96pmol/L

月经中期：132.12 ~ 2282.74pmol/L

黄体期：66.06 ~ 1401.94pmol/L

绝经后：36.70 ~ 517.47pmol/L

（三）睾酮（T）参考值：

绝经前：0.35 ~ 2.64nmol/L

卵泡期：0.32 ~ 1.91nmol/L

黄体期：3. 18～48. 34nmol/L

绝经后：0. 32～1. 27nmol/L

（四）孕酮（P）参考值

孕早期：13. 36～301. 46nmol/L

孕中期：72. 82～358. 07nmol/L

孕晚期：85. 22～725. 68nmol/L

（五）卵泡刺激素（FSH）参考值

卵泡期：3. 08～7. 98IU/L

中期峰值：2. 76～16. 06IU/L

黄体期：1. 44～5. 37IU/L

绝经后：27. 20～131. 41IU/L

（六）促黄体生成素（LH）参考值

卵泡期：2. 00～11. 42IU/L

中期峰值：7. 69～88. 04IU/L

黄体期：0. 66～13. 80IU/L

绝经后：5. 71～60. 24IU/L

六、生殖的基础与过程

生殖是一个极其复杂的过程，备孕必须适应这个过程的每一个环节才能达到预期目的。因此，了解生殖的全过程，保护好生殖的每一个环节是促进生殖成功的保证。

（一）卵子的发育过程

卵子的原始细胞是在人类未出生之前的胚胎时期形成的，是由卵原细胞逐步分化而来，因此人类的卵子数量是有先天定数的，出生后不会再增加，只会逐渐减少。卵子的具体形成过程如图3－2－4所示，卵原细胞分裂产生初级卵母细胞，到了女性成熟期，女性激素会诱发初级卵母细胞继续发育，初级卵母细胞完成了第一次减数分裂后，形成一个次级卵母细胞和一个极体。极体再次分裂。次级卵母细胞被输卵管伞端捕获，送进输卵管后，在输卵管内进行第二次减数分裂，形成了一个卵母细胞和一个极体，同时上一个极体再次减数分裂成为两个极体。最后三个极体的使命完成后便走向死亡，最终只有卵子生存下来，继续发育。卵子被卵巢排出后的寿命只有 48 小时左右，如果在这个时间内不能做到精卵结合就会死亡，一般很难超过 72 小时。因此，备孕要掌握好最佳时机。

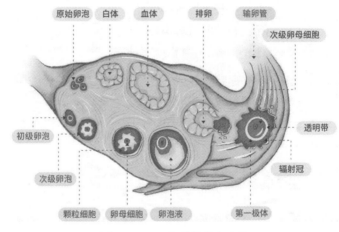

图 3 - 2 - 4   卵子的形成过程

（二）精子的发育过程

精子是由生精干细胞发育而来，生精干细胞生长在睾丸中的生精小管中。在生精小管中，精原干细胞发育生成精母细胞。初级精母细胞经过两次减数分裂形成次级精母细胞和精子细胞。精子细胞继续发育，从圆形生长为蝌蚪形状如图 3 -

2－5 所示，便发育为成熟的精子。

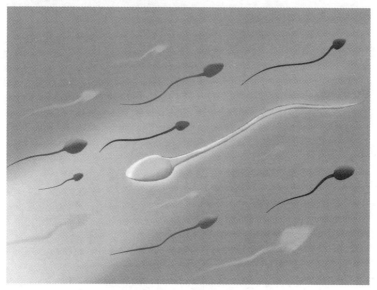

图 3－2－5　成熟的精子

　　一般男性一次射精在 1 亿～4 亿个精子，低于 2000 万很难受孕。精子从阴道到达输卵管的时间一般从数分钟到1～1.5 小时，最迟不会超过 6 小时。精子在阴道内的存活时间与阴道环境和女性体质以及精液的液化时间密切相关，一般在性交后 2 小时左右会有 90% 以上的精子死亡。阴道酸性越强精子死亡速度越快。在自然条件下，能通过宫颈进入子宫的精子一般很难超过射精量的 1%。能通过子宫进入输卵管的精子很难超过进入子宫数量的 1%。

（三）精卵结合的受孕过程

　　精子具体的输送过程如图 3－2－6 所示，精子从宫腔内进入输卵管后，这时的输卵管受卵巢激素的控制会有方向蠕动。

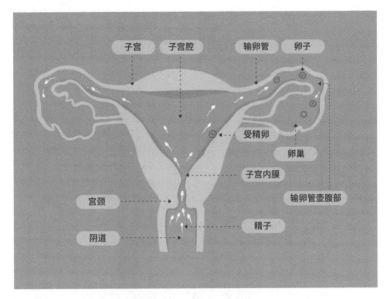

图 3 - 2 - 6　精子输送过程

在排卵期受雌激素水平影响，输卵管的蠕动方向是由近端向远端运动，推动精子由子宫角向输卵管壶腹部运动。同时，峡部分泌大量输卵管液向腹腔方向流动而帮助精子运动。精子到达输卵管峡部后被阻隔，等待卵子经过。当排卵时，精子就会被释放到输卵管壶腹部，这时的精子大多被催眠，等待卵子到来。卵子被输卵管伞端捕获后进入输卵管，并被运送到输卵管壶腹部。在输卵管壶腹部，卵子释放信息素唤醒精子进行精卵结合，这时还会有一部分精子无法被唤醒而被淘汰。被唤醒的精子与卵子结合后，卵子会释放大量金属元素锌而改变自身的分裂方式，并把其他精子清除。受精卵被输卵管输送到子宫腔内着床，着床成功后，由子宫承担受精卵的发育生长全过程，直至婴儿出生。

（四）助孕技术

当前人工助孕技术发展迅猛，主要有以下三种方式。

（1）宫腔内人工授精。

（2）体外培养胚胎移植，即试管婴儿。

（3）还有一种是正在攻关中的"人造子宫"技术。

胚胎移植当前有如下三种方法。

（1）试管内自然受精法。

（2）单精子注射受精法如图3-2-7所示。

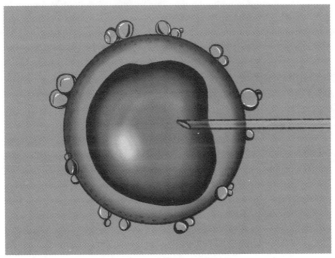

图3-2-7　单精子注射精法

（3）在移植前做遗传学检测后再做胚胎移植。

每种方法各有所长，各有弊端。医学也正走在探索之路上。当前在助孕技术苛刻的条件下还是有很多患者不能实现自己生儿育女的愿望。

七、现代医学对生殖障碍的认识

现代医学理论下的女性生殖障碍如图3-2-8所示，主要包括以下几种。

（1）卵巢排卵障碍。

（2）输卵管输送障碍。

（3）女性激素分泌障碍。

（4）子宫异常障碍。

（5）宫颈异常障碍等。

（6）其他。

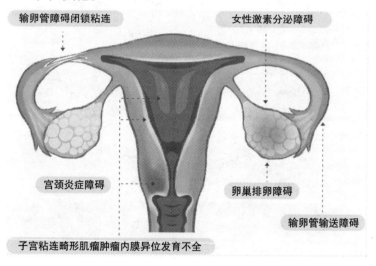

图3-2-8　女性生殖障碍

第四章

三医堂家传妇科对女性不孕的辨证论治

在研究生殖器官的病理变化治疗不孕不育时，不同于常规妇科疾病的治疗。妇科疾病的治疗是以治病为目的，而治疗不孕不育是以促孕为目的。因此，在诊断治疗以及用药组方手段上与妇科疾病的治疗原则有本质的区别。

在治疗不孕不育的中药处方中，中药的剂量是从最小用量到最大用量标注的。如：6~9g是指在轻症患者或体重特别轻的患者身上用6g，在重症或体重较重的患者身上需要用9g。此标注法是借鉴于西药按每公斤体重计算用药量的方法设定的，这样更具科学性，有助于避免由于药物反应或用量不足影响疗效。

自20世纪90年代以来，由于某些中草药品种奇缺，国家管控与药品质量无法保证。三医堂促孕方，尝试改用与之配方相近或类似的中成药代替，虽然加减困难但质量疗效可靠，因此根据患者状况部分采用中成药配方。本秘籍所收录的病例皆为经多方治疗没有达到目的，在使用本秘籍辨证论治后，疗效明显突出的典型病例。对多次复诊，多次改方的特殊疑难病例作另篇研究。

第一节　引起不孕不育的第一大因素
——卵巢病理变化

一、卵巢功能异常的主要表现

（1）月经周期紊乱。

（2）皮下脂肪变薄或消失，皮肤有皱褶。

（3）乳房变小，扁平下垂。

（4）有明显衰老表现，容颜年龄超过实际年龄。

（5）骨质疏松。

（6）心律不齐，心慌、心跳。

卵巢功能正常和异常的表现都属于诊断不孕不育的重要望诊信息，因此要首先注意观察。

卵巢功能异常的理疗原则：以针，灸、推、拿，按、摩、运，捏、鱼际擦为主。虚证者，用补法鱼际擦或摩带脉，用补法推、灸、鱼际擦或用补法摩任脉，外贴天癸膏。实证者，针，掐、按、推，捏、拿或用泻法掌按冲脉或督脉，用泻法推或用泻法拿带脉，贴促孕凉血膏。寒证者，用补法灸、摩、鱼际擦或运带脉，灸、鱼际擦或摩任脉，贴促孕活血膏。热证者，用泻法针、掐，按、推、捏，拿带脉或冲脉，贴促孕凉血膏。

二、多囊卵巢

多囊卵巢的治疗原则：当前最常用的方法为直接补充激素

疗法，或使用刺激激素分泌的药物间接提高激素水平。但备孕期一般不主张激素疗法，因激素疗法弊端很多。如：促排卵药物会消耗大量卵泡，促发的卵泡质量不能保证，多胎、胚胎畸形率高，胚胎停育，自然流产率高。因此多主张用中西医结合，中医药辨证论治疗法。

病因：多囊卵巢是引起不孕的重要因素。主要原因是冲、任障碍，督、带失调。对肩宽、臀窄、掌大、皮糙，体毛旺盛，声粗面赤者应首先考虑经络因素（下丘脑－垂体－卵巢轴功能障碍）。血液中黄体生成素与促性腺激素含量增高导致女性内分泌代谢紊乱，引起卵泡不能成熟或不能排出，导致月经初潮迟，周期不准，量少色淡或停经。

一般情况下，女性每一个周期有 3 ~ 11 个卵泡生长发育，但只能有一个卵泡成熟。如果卵泡不能成熟或不能排出，在卵巢中萎缩，便形成多囊卵巢，如图 4 - 1 - 1 所示。

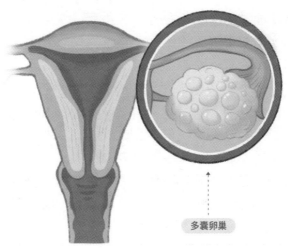

多囊卵巢

图 4 - 1 - 1　多囊卵巢

症状：多囊卵巢主要的临床表现是肥胖，色素沉着，黑棘皮征，月经不调，闭经，痤疮，毛发变粗变黑，声音变粗，血糖升高，血压升高，严重的可诱发子宫内膜恶性肿瘤。以上表现都是诊断不孕的重要信息。

治疗：现代医学常用人工周期激素疗法及促排卵药物治疗，如克罗米芬。

中医辨证论治：中医对多囊卵巢没有设立独立的病名，一般使用辨证分型加以论治。如："冲任失调型""督带失调型""瘀积内结型""肾元亏损型""肾亏血虚型""气滞血瘀型""湿热毒邪型""肝郁火旺型"等。当前一般是在现代医学病名引导下使用中医辨证论治。

（一）瘀积内结型

症见：面色无华，食欲不振，大便秘结，月经紊乱，量少色紫，腹部隐痛，拒按怕震动。

治法：化瘀散结。

方名：促孕散结汤加减。

处方：鹿茸 3~6g，鹿胎粉 3~9g，淫羊藿 6~9g，黄芩 6~9g，白芍 6~30g，生地 6~9g，益母草 6~9g，元胡 6~9g，白术 3~9g，甘草 3~6g，续断 3~6g，茯苓 9~12g，川军 6~9g。水煎服，每日一剂，鹿胎粉与鹿茸打粉，等分两份，用煎好的汤剂冲服，分早晚两次空腹服用。连续服两周，观察两周为一疗程。视患者病情、症状及身体状况，在观察期间可使用霞天曲或西药辅助疗法。

理疗措施：针或用泻法推揉带脉，自带脉穴、五枢穴、维道穴左右同时推揉 30~90 次，以皮肤有热感为度，每日一次，连续推揉三至七日。用泻法掐或针冲脉，气冲、大赫、四满、阴交、商曲、每五分钟泻针一次，连续泻三次，每日一次，连续针三至七日。针毕，用促孕凉血膏贴神阙穴，每日一贴，连续贴一周。

典型病例摘要：张××，女，39 周岁，农民，本地人。于 2018 年 9 月 23 日就诊。

患者自述：月经 14 岁初潮。24 岁结婚，婚后经多方治疗生一女孩。近来月经不调，时常停经，经来腹痛，腹部拒按。已备孕四年，曾检查多次，诊断为多囊卵巢综合征。口服促排卵药物数次，中医中药治疗一年余，至今一直没有间断治疗，一直未孕，就诊。

体检：见患者面暗，身高 1.7 米左右。体胖，肩宽、掌大、悬雍异常，皮糙，体毛旺盛，声粗面赤，舌干，舌体淡紫，苔白，脉细涩。

诊断：瘀积内结、月经不调。

治法：化瘀散结，活血通经。嘱其自我推捏冲脉，气冲、大赫、四满、阴交、商曲，每晚一次，连续推捏五日。推毕，贴促孕活血膏，每日一贴，连续贴一周。

处方：促孕散结汤加川芎 6 g，减续断。水煎两次合并保存。鹿茸与鹿胎粉合并一起打粉，等分两份，用煎好的汤剂冲服，分早晚两次空腹服用。服用两周，观察两周为一疗程。服用两疗程后怀孕。嘱其怀孕后严格禁食或慎食"最新妊娠禁忌"中的所有食物，避免负重。

病例分析：患者已经 39 岁，处在生育年龄的晚期，生殖机能衰退是正常现象，但患者有生育要求，就需要在针对不孕原因治疗时首先考虑补肾。患者症在"天癸"，又有冲任失调与明显的瘀积内结表现，故用补肾散结的处方，促孕散结汤是针对性最好的。又因患者有明显的血瘀痛经症，因此加川芎活血止痛，自我推捏冲脉，贴促孕活血膏辅助，对消除不孕障碍起到了辅助作用。

（二）脾肾两虚型

症见：月经紊乱，神疲便溏，烦躁不安，寒热往来，乳房胀痛，口干咽燥，脉缓、沉无力。

治法：补肾益脾。

方名：促孕固肾汤加减。

处方：鹿茸 3～6g，鹿胎粉 3～9g，红参 1～6g，菟丝子 6～9g，淫羊藿 6～9g，仙茅 3～6g，续断 3～6g，桑寄生 3～6g，茯苓 9～12g，白芍 6～30g，丹参 6～9g，当归 3～9g，熟地 6～9g，香附 6～12g，龟甲 3～9g，甘草 3～6g，川芎 3～6g，阿胶 6～10g。脾肾两虚者减仙茅、续断，加紫河车 9g，水煎服，每日一剂。紫河车、鹿茸与鹿胎粉合并一起打粉，等分两份，用煎好的汤剂冲服，分早晚两次空腹服用。连续服两周，观察两周为一疗程。视患者病情、症状及身体状况，在观察期间使用霞天膏和西药辅助治疗。

理疗措施：灸带脉，自维道、五枢、带脉穴左右分别灸一桩，每日一次，连续灸三日。用补法掌摩任脉，自中极、关元、石门、气海、阴交至神阙止，往复 30～90 次，每日一次，连续掌摩三至七日。摩毕，用天癸膏贴神阙穴，每日一贴，连续贴一至两周。

典型病例摘要：娄××，女，25 周岁，服务员，泰安人。婚后四年，经中西医治疗至今未孕，于 2020 年 1 月 3 日就诊。

患者自述：月经 13 周岁初潮，有痛经史，平时月经不调，或闭经，经期量少质淡，烦躁无力，厌食纳差，口干舌淡，经来腹痛，乳胀触痛。

体检：患者偏胖，身高 1.5 米左右。掌大，悬雍正常。精神欠佳，面眺白，少气懒言，脉缓，舌淡，舌苔薄白。

诊断：脾肾两虚。

治法：补肾益脾，调节经络。用右手掌自我摩任脉，自中极、关元、石门、气海、阴交至神阙止，往复 30～90 次，以皮肤有热感为度，每日一次，连续摩三至七日。摩毕，用天癸膏贴神阙穴，每日一贴，连续贴一周。

处方：用促孕固肾汤减仙茅、续断，加紫河车 9 g 与鹿茸、鹿胎粉合并一起打粉，等分两份，用煎好的汤剂分早晚两次冲服。月经期服用，连续服两周，观察两周为一疗程，观察期间服用霞天膏，怀孕后立刻停药。两疗程后怀孕。嘱其怀孕后严格禁食或慎食"最新妊娠禁忌"中的所有食物。经保胎三个月后，足月顺产一女婴。

病例分析：患者年龄正值生育最佳时期，又没有重体力劳动，过劳或受寒凉的可能性小，因此应首先考虑家族与先天因素。经"三端辨证"分析可知，患者有明显的脾肾两虚症状，属于由生殖轴"下端"病症引起的生殖轴"上端""天癸"障碍。又兼有冲任不调表现，因此考虑为生殖轴"中端"产生的器质性障碍，影响了生殖轴"上端"经络的功能性改变，引起不孕。用促孕固肾汤加紫河车补肾补脾，从生殖轴"下端"着手，主要针对生殖轴"中端"障碍，辅以调节生殖轴"上端"功能。自我摩任脉加天癸膏辅助调节冲任，故能很快受孕。

（三）肾元亏损型

症见：面色苍白，乏力气短，腰膝酸软，月经淋漓不尽，夜尿增多，脉迟无力。对于小指奇短，头小，掌纹纷乱，悬雍异常，语言不清者应考虑先天发育不良。

治法：补虚养血，壮阳补肾。

方名：促孕固肾汤加减。

处方：鹿茸3~6g，鹿胎粉3~9g，菟丝子6~9g，淫羊藿6~9g，仙茅3~6g，续断3~6g，桑寄生3~6g，茯苓9~12g，白芍6~30g，丹参6~9g，红参1~3g，当归3~9g，熟地6~9g，香附6~12g，龟甲3~9g，甘草3~6g，川芎3~6g，阿胶6~10g。水煎服，每日一剂。鹿胎粉、鹿茸合并一起打粉，等分两份，用煎好的汤剂冲服，分早晚两次空腹服用。连续服两周，观察两周为一疗程。视患者病情、症状及身体状况，在观察期间可使用霞天膏和西药辅助治疗。

理疗措施：灸带脉，自维道、五枢、带脉穴左右分别灸一桩，每日一次，连续灸三日。用补法掌摩或鱼际擦任脉，自中极、关元、石门、气海阴交至神阙，以皮肤有热感为度，每日一次，连续掌摩三至五日。摩毕，用天癸膏贴神阙穴，每日一贴，连续贴一至两周。

典型病例摘要：张××，女，30周岁，农民，本地人。于1992年5月6日初诊。

患者自述：自幼体弱，15周岁初潮。婚后生一女孩已6周岁。平时月经不调，头疼失眠，心悸气短，经来乏力，量少色淡。近年来一直为治疗奔波至今未孕。

体检：患者身高1.5米左右。精神疲惫，口干烦躁。脉象缓弱，舌淡苔白，掌纹异常，悬雍异常。

诊断：肾元亏虚，禀赋不足。

治法：补虚养血，壮阳补肾。自我用补法掌摩任脉中极、关元、石门、气海、阴交、神阙每晚一次，连续掌摩五日。自我灸带脉，自维道、五枢、带脉穴左右分别灸一桩，每日一次，连续灸三日。灸毕，用天癸膏贴神阙穴，每日一贴，连续贴七至十二日。

处方：促孕固肾汤加颠茄草9g，连续服两周，同时服用霞天膏，嘱其怀孕后立刻停药。当月怀孕。怀孕后嘱其禁止负重，严格禁食或慎食有害食物。后经保胎治疗，足月顺产一男婴。

病例分析：患者身高偏低，掌纹异常，悬雍异常，有明显的肾元亏虚，禀赋不足症状。"三端辨证"为生殖轴"上端"障碍。已经有孕育史说明没有引起生殖轴"中端"器质性障碍。治疗应以补肾调经为主，方用促孕固肾汤最为可靠。用补法掌摩任脉，天癸膏贴神阙穴加以辅助治疗。因患者正处在生育旺盛期，当月怀孕不足为奇。

（四）气滞血瘀型

症见：乏力倦怠，瞌睡懒语，腹部拒按怕震动，月经紫暗，有血块，面无光泽，脉迟细。

治法：活血化瘀。

方名：促孕活血汤加减。

处方：鹿茸3~6g，鹿胎粉3~9g，红参1~6g，菟丝子6~9g，淫羊藿6~9g，阿胶6~10g，龟甲3~9g，仙茅3~6g，茯苓9~12g，丹参6~9g，钩藤3~6g，当归3~9g，益母草6~9g，熟地6~9g，香附6~12g，元胡6~9g，木香3~6g，川芎3~6g，赤芍6~9g。舌干有瘀斑者加红花6g。水煎服，每日一剂。鹿胎粉同鹿茸打粉，用煎好的汤剂冲服，分早晚两次空腹服用，连续服两周，观察两周为一疗程。视患者病情、症状及身体状况，在观察期间可使用西药辅助治疗。

理疗措施：用泻法推带脉，自带脉穴、五枢、至维道穴左右同时轻推 30 ~ 90 次，以皮肤有热感为度，每日一次，连续推三至五日。针任脉，中极、石门、阴交、神阙，每日一次，连续针三至七日。或针冲脉，气冲、气穴、中注，不留针。针毕，用促孕活血膏贴神阙穴和气穴，每日一贴，连续贴五至七日。

典型病例摘要：刘×荣，女，28 周岁，职工，临沂人。1990 年 5 月 2 日因不孕治疗四年至今未孕就诊。

患者自述：15 岁月经初潮，25 岁结婚，平时口干咽干，身热烦躁，月经不调，量少色紫，白带增多，腰骶部酸痛，现已停经两个月。

体检：见患者体胖，身高 1.4 米左右。面灰红，声粗。掌大，悬雍异常，舌干有瘀斑，苔薄白，脉弦。

诊断：气滞血瘀。

治法：活血化瘀。自我捏或按冲脉，气冲、气穴，捏毕，用促孕活血膏贴神阙穴和气穴一周。

处方：促孕活血汤，加红花 6 g 水煎服。连续服两周，观察两周为一疗程。第二疗程加阿奇霉素全量一周。每疗程观察两周，连服两疗程怀孕。怀孕后严格禁食或慎食有害食物，禁止负重。后有胎漏，经保胎五个月足月顺产一男婴。

病例分析：患者体胖，身矮，面灰红，声粗，掌大，悬雍异常。经"三端辨证"可知，虽然有生殖轴"上端"障碍的症状，但从月经的情况看，大多由于生殖轴"中端"障碍的"天癸"病导致的生殖轴"上端"功能性异常。有明显的气滞血瘀症状，选择促孕活血汤，加红花 6 g 增加了本方的活血功能，对气滞血瘀的针对性比较强。通过按冲脉加促孕活血膏辅助治疗增强了本方活血化瘀的作用，因此效果显著。

（五）肾亏血虚型

症见：面色暗黄色斑，眼圈暗灰，四肢无力，手脚发凉，畏寒腰酸，精神萎靡，月经不调。口干、舌燥、苔少，脉迟而无力。

治法：补肾养血通经。

方名：促孕固肾汤加减。

处方：鹿茸 3~6g，鹿胎粉 3~9g，红参 1~3g，菟丝子 6~9g，淫羊藿 6~9g，仙茅 3~6g，续断 3~6g，桑寄生 3~6g，茯苓 9~12g，白芍 6~30g，丹参 6~9g，当归 3~9g，熟地 6~9g，香附 6~12g，龟甲 3~9g，甘草 3~6g，川芎 3~6g，阿胶 6~10g。水煎服，每日一剂。鹿胎粉同鹿茸打粉，用煎好的汤剂冲服，分早晚两次空腹服用。连续服两周，观察两周为一疗程。根据患者实际状况，在观察期间可使用霞天膏和西药辅助治疗。

理疗措施：灸带脉，自维道穴、五枢穴、带脉穴左右分别灸一桩，每日一次，连续灸三至七日。用补法指摩或鱼际擦任脉，自中极、关元、石门、气海、阴交至神阙止，往复 30~90 次、每日一次，连续指摩三日。摩毕，用天癸膏贴神阙穴，每日一贴，连续贴一至两周。

典型病例摘要：付××，女，29 周岁，农民，泰安人。于 2019 年 11 月 7 日就诊。

患者自述：15 岁月经初潮，现有一女孩已经 5 周岁。治疗不孕症三年，曾在两年前自然流产一次，至今未再怀孕。平时厌食心慌，腰酸无力，月经不调，量少质淡，现已停经两个月。

体检：见患者体弱，身高 1.5 米左右。体虚，面色灰，目陷。悬雍偏小，舌质淡，脉沉迟无力。

诊断：肾亏血虚。

治法：固肾养血调经。自我指摩任脉，自中极、关元、石门、气海、阴交至神阙止，往复30～90次，以皮肤有热感为度，每日一次，连续指摩三至七日。摩毕，用天癸膏贴神阙穴，每日一贴，连续贴七至十二日。

处方：促孕固肾汤加减，减续断，加黄芪9g，枸杞子6g。水煎服，一日一剂，分早晚两次服用。因中草药材紧缺，后换用与配方相近的中成药和霞天膏，加碳酸氢钠，每疗程观察十四天，连服三个疗程怀孕。嘱其怀孕后严格禁食或慎食"最新妊娠禁忌"中的所有食物。后电话报喜，足月顺产一男婴。

病例分析：患者为农民，从小生活规律性较差，劳动强度大，营养差，肾亏血虚在情理之中。经"三端辨证"可知有生殖轴"上端"障碍，但15岁月经初潮基本正常，因此生殖轴"上端"器质性障碍的可能性不大。主要症状为血虚，因此应按照生殖轴"中端"障碍处方。方用促孕固肾汤以补肾养血为主，加黄芪、枸杞子以增加补气补肾填精之功，以碳酸氢钠改变酸性体质，用指摩任脉加霞天膏补气益血健脾，诸药合力对肾亏血虚有恰到好处的功效，因此很快怀孕。

（六）湿热毒邪型

症见：头重神昏，胸脘痞闷，口干口苦，饮食无味。大便黏滞，小便浑浊，带下稠秽，舌苔厚腻，脉弦数。

治法：养血调经，除湿解毒。

方名：促孕除湿汤加减。

处方：鹿茸3～6g，鹿胎粉3～9g，菟丝子6～9g，淫羊藿6～9g，茯苓9～12g，桑寄生3～6g，白芍6～30g，莲子

6 ~ 9 g，当归 3 ~ 9 g，益母草 6 ~ 9 g，生地 6 ~ 9 g，香附 6 ~ 12 g，龟甲 3 ~ 9 g，地骨皮 3 ~ 6 g，元胡 6 ~ 9 g，车前子 3 ~ 6 g，菖蒲 3 ~ 6 g。水煎服，每日一剂。鹿胎粉、鹿茸半量，合并一起打粉，用煎好的汤剂冲服，分早晚两次空腹服用。连续服两周，间隔两周为一疗程。根据患者身体状况，在间隔期间可使用霞天曲和抗生素治疗。

理疗措施：针刺带脉，维道、五枢、带脉穴，不留针。每日一次，连续针三至七日。用泻法拿或针刺冲脉，气冲、大赫、四满、阴交、商曲，每五分钟泻针一次，连续泻三次，每日一次，连续针三至七日。或针刺督脉，腰俞、悬枢、筋缩，不留针，每日一次，连续针三至七日。针毕，用促孕凉血膏贴神阙穴和气穴，每日一贴，连续贴五至七日。

典型病例摘要：李×，女，28 周岁，农民，本地人。于 2019 年 8 月 16 日就诊。

患者自述：自 14 岁月经初潮便周期不准，时有停经，经来量少，身热乏力，结婚三年经多方治疗，仍未孕。婚后做过多次检查，诊断为多囊卵巢综合征。用中西医治疗日久，至今未孕。

体检：患者体稍胖，身高 1.6 米左右。掌大，肩宽，腰酸腿痛，下腹部压痛，震动痛。悬雍异常，舌质淡红，苔黄，脉弦滑。

诊断：热邪内侵，湿阻经络。

治法：清热除湿，养血调经。自掐带脉，维道穴、五枢穴、带脉穴。每日一次，连续掐三日。用促孕凉血膏贴神阙穴和气穴，每日一贴，连续贴一周。

处方：促孕除湿汤减地骨皮，车前子，加川军 9 g，黄芩 9 g。结合霞天曲治疗，两周一疗程，每疗程观察两周，四疗程后怀孕。嘱其怀孕后严格禁食或慎食"最新妊娠禁忌"中的所有食物。

病例分析：患者月经周期不准，时有停经，经来量少，身热乏力，体稍胖，掌大，肩宽，腰酸腿痛，下腹部压痛，震动痛。舌质淡红，苔黄，脉弦滑。此为明显的热邪内侵，湿阻经络的表现。经"三端"辨证分析可知，掌大，悬雍异常，肩宽是生殖轴"上端"障碍的症状。但 14 岁初潮说明属于"上端"功能性障碍。主要原因还是生殖轴"中端"的"天癸"障碍反馈引起生殖轴"上端"功能改变。因此，以清热除湿，养血调经为主，选择促孕除湿汤加减，减地骨皮，车前子，加川军 9 g，黄芩 9 g 以泻火、清热燥湿，解毒凉血，辅助抗感染治疗。用霞天曲健脾和胃以免损伤肾气，故药到病除，很快受孕。

（七）肝郁火旺型

症见：脾气急躁，烦躁不安，月经不调，量少色暗，腰酸乏力，舌暗红，脉数。

治法：疏肝降火，理气调经。

方名：促孕清肝汤加减。

处方：鹿茸 3 ~ 6 g，鹿胎粉 3 ~ 9 g，淫羊藿 6 ~ 9 g，黄芩 6 ~ 9 g，白芍 6 ~ 30 g，当归 3 ~ 9 g，地榆 9 g，元胡 6 ~ 9 g，白术 3 ~ 9 g，甘草 3 ~ 6 g，茯苓 9 ~ 12 g，钩藤 3 ~ 6 g，羚羊角 3 ~ 6 g，水煎服，每日一剂，鹿胎粉同鹿茸、羚羊角合并一起打粉，用煎好的汤剂冲服，分早晚两次空腹服用，连续服两周，间隔两周为一疗程。视患者病情、症状及身体状况，在间隔期间可使用霞天曲或全量抗生素治疗。

理疗措施：针刺带脉，维道穴、五枢穴、带脉穴，不留针，每日一次，连续针三至七日。针灸督脉，腰俞、命门、筋缩、神道，留针 5 分钟。或用双拇指推冲脉，自商曲、阴交、四满、大赫、横骨轻推，往复 30～90 次，每日一次，以皮肤有热感为度，连续推三日。推毕，用促孕凉血膏贴神阙穴，每日一贴，连续贴一周。

典型病例摘要：朱×，女，32 周岁，农民，临沂人。于 2007 年 7 月 5 日就诊。

患者自述：13 岁初潮，25 岁结婚，婚后生一女孩已经 5 周岁，近三年来一直多方治疗，至今未孕，经地级医院检查，诊断为多囊卵巢综合征。

体检：患者身高 1.6 米左右。面红，声粗，掌大，精神欠佳。月经不调，量少紫暗，腹痛拒按，腰痛烦躁。舌红苔薄白，脉弦数。

诊断：肝郁火旺，胞络瘀阻。

治法：疏肝降火，理气调经。自我双拇指推冲脉，重复 30～90 次，每日一次，连续拇指推三日。推毕，用促孕凉血膏贴神阙穴和气穴，每日一贴，连续贴一周。

处方：促孕清肝汤，服用两周，观察两周为一疗程，两个疗程后怀孕，嘱其禁止负重，禁食有害食物，后电话报喜，足月顺产一男孩。

病例分析：患者 25 岁结婚，婚后生一女孩，这说明生殖障碍不在"上端"。面红，声粗，掌大，精神欠佳。月经不调，量少紫暗，腹痛拒按，腰痛烦躁。舌红苔薄白，脉弦数。这明显由于肝火旺盛，胞络瘀阻所致，是生殖轴"中端"的"天癸"障碍引起生殖轴"下端"督带失调。故用疏肝降火，理气调经的促孕清肝汤，辅助自我双拇指推冲脉，并以促孕凉血膏以助清肝凉血之功，故功效显著，两个疗程后怀孕。其实，患者正值生育旺盛期也是迅速怀孕的重要原因。

三、卵巢囊肿

卵巢囊肿的治疗原则：卵巢囊肿有多样性表现，轻重不一，因此要细心斟酌，中西医并参。重症首先以治病为主，促孕辅之，症状减轻或消失后，再以促孕为主，治病辅之。重型囊肿如卵巢巧克力囊肿，继发性囊肿等，要首先使用现代医学治疗，再以中西药并用的方法治疗。轻型囊肿单以中药促孕为主的辨证治疗即可。

病因：卵巢囊肿如图 4 - 1 - 2 所示，是不孕的重要原因之一。最常见的是卵巢黄体囊肿，是由雌激素和孕激素刺激产生的普通囊肿。以及盆腔炎诱发的卵巢炎性囊肿和子宫内膜异位症引起的巧克力囊肿。

症状：除巧克力囊肿外，一般卵巢囊肿早期无症状。中期可有腹部撑胀，消化不良。囊肿扭转会引发剧烈腹痛，功能性卵巢囊肿会分泌大量激素，引起一系列反应。不规则出血是主要症状。

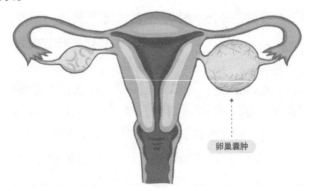

卵巢囊肿

图 4 - 1 - 2　卵巢囊肿

治疗：现代医学一般用激素疗法，对于有备孕要求的患者可采取保守治疗方法，较大囊肿需要手术治疗。

除巧克力囊肿外，其他性质的囊肿症状不明显，因此不作单独论述，只以卵巢巧克力囊肿为例参照治疗。

四、卵巢巧克力囊肿

病因：卵巢巧克力囊肿（见图4-1-3）病因复杂，学说各异，当前公认的学说是"种植说"（具体论述见下篇"子宫"）。子宫内膜异位侵入卵巢引起的结果如图4-1-4所示，卵巢巧克力囊肿是子宫内膜异位症最典型的一种，是不孕症的常见原因之一，也是引起痛经和不孕症最重要的原因之一。

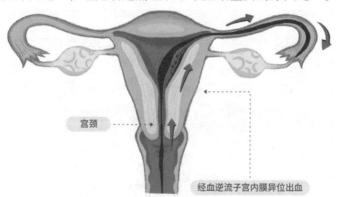

图4-1-3 子宫内膜异位侵入卵巢

当子宫内膜异位侵犯卵巢后，每个月经周期会有出血，时间久了，积聚的血液受热被浓缩便形成了黑褐色巧克力状的黏稠液体，在卵巢上形成囊性结构，称作卵巢巧克力囊肿。

症状：主要临床表现是痛经（见图4-1-5）。特点是突然剧痛，疼痛进行性加重，出冷汗，晕厥，直至无法忍受。

治疗：轻症药物治疗，重症手术治疗。如果备孕，轻症不

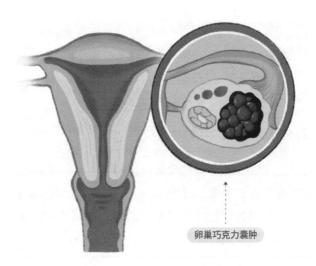

卵巢巧克力囊肿

图 4 - 1 - 4　卵巢巧克力囊肿

可选择抑制子宫内膜生长的激素疗法。可以抗炎性反应治疗，配合促孕疗法，采取以中医中药为主的备孕治疗方案。

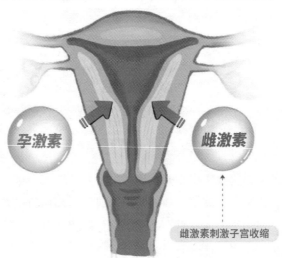

孕激素　　雌激素

雌激素刺激子宫收缩

图 4 - 1 - 5　痛经

西药治疗可选择的药物如下。

（1）非甾体类抗炎镇痛药如：布洛芬。

（2）抗生素如：阿奇霉素、阿莫西林。

（3）促进吸收的药物如：山莨菪碱。

（4）激素治疗如：口服避孕药，孕三烯酮，炔雌醇复合制剂孕激素。

辨证论治：因卵巢巧克力囊肿是子宫内膜异位症诸多证型中最典型的一种，也是最具代表性的，因此用诸多分型针对各型卵巢巧克力囊肿进行辨证论治。其他各型子宫内膜异位症的辨证论治在此省略，辨证分型参照卵巢巧克力囊肿辨证论治。

卵巢囊肿和子宫内膜异位症等被中医统称为"石瘕""肠覃""肠癖"，因此分型各异。一般有"气滞血瘀型""寒湿凝滞型""冲任阻滞型""胞血凝滞型""血虚肾亏型""肾精不足型""血热气虚型""气不摄血型""冲任失固型""肝郁化火型""阴阳两虚型""血虚化热型""脾肾两虚型""气血双脱型"等。当前一般是在现代医学病名引导下利用中医理论辨证论治。

（一）气滞血瘀型

症见：腹部胀满，拒按怕震动，小腹疼痛，情志郁闷，面色晦暗，乳房胀痛，痛经闭经，月经量少，色紫有块，舌紫瘀斑，脉缓细涩。

治法：行气化瘀。

方名：促孕行气汤加减。

处方：鹿茸3~6g，鹿胎粉3~9g，菟丝子6~9g，淫羊藿6~9g，丹参6~9g，枸杞子3~9g，黄芪9~12g，阿胶6~10g，红参1~3g，当归3~9g，熟地6~9g，香附6~12g，龟

甲 3 ~ 9g，白术 3 ~ 9g，木香 3 ~ 6g，甘草 3 ~ 6g，茴香 3 ~ 6g。重症血瘀加红花 6g。水煎服，每日一剂，鹿胎粉同鹿茸合并一起打粉，用煎好的汤剂冲服，分早晚两次空腹服用，连续服两周，间隔两周为一疗程。视患者病情、症状及身体状况，在间隔期间可使用抗炎类西药辅助治疗。

理疗措施：用泻法掌推带脉，自带脉穴，维道穴至五枢穴，往复推 30 ~ 90 次，以皮肤有灼热感为度。或针带脉各穴，留针 15 分钟，每日一次，连续针三至七日。针任脉，关元、阴交、神阙，留针 15 分钟，每日一次，连续针三至七日。剧烈痛经者加针刺足三里穴，不留针。或用泻法指推任脉，先从中脘至紫宫上推一次，再由中脘推至气海下推一次，反复推30 ~ 90 次，以皮肤有灼热感为度。推毕，用促孕活血膏贴神阙穴，每日一贴，连续贴五至七日。

典型病例摘要：莫×，女，30 周岁，农民，本地人。于2017 年 4 月 28 日就诊。

患者自述：16 周岁月经初潮，24 周岁结婚，婚后生一女孩。月经周期基本规律，经前有腹痛，渐进性加重，有时不能正常劳动，乳房胀痛。现备孕三年，经多方治疗未孕。月经量渐少，色紫黏稠，经期少腹痛，腰骶部酸痛，平时白带稠，色黄，有异味。

体检：患者身高 1.6 米左右。面色暗，多汗，四肢凉，小腹拒按怕震。脉迟细，舌干、紫、有瘀斑。

诊断：气滞血瘀，行血不利。

治法：活血化瘀，理气通经。自我推任脉，推毕，用促孕活血膏贴神阙穴，每日一贴，连续贴一周。

处方：促孕行气汤加减，减熟地、甘草，加赤芍 9g。连续服两周，间隔两周为一疗程，间隔期间用全量青霉素治疗一周，两疗程后怀孕。嘱其怀孕后严格禁食或慎食"最新妊娠禁忌"中的所有食物。

病例分析：患者 16 周岁初潮，24 周岁婚后生一女孩。初潮晚，身高正常，这说明患者虽然有生殖轴"上端"障碍表现，但有生育史，这证明不是器质性障碍，而属于功能性障碍。患者面色暗，多汗，四肢凉，小腹拒按怕震。脉迟细，舌干、紫、有瘀斑，症状属于气滞血瘀表现。因此以行气化瘀、补肾祛寒、益气活血的促孕行气汤减熟地、甘草，加赤芍 9 g 清热、凉血、化瘀。自我推任脉，用促孕凉血膏以助凉血之功，再辅助以抗感染治疗。因此，由生殖轴"中端"障碍引起的整个生殖轴功能改变得到很快控制，故能迅速达到受孕目的。

（二）寒湿凝滞型

症见：四肢不温，脘腹冷痛，畏寒怕凉，腰膝酸软，舌暗苔腻，脉缓、沉涩。

治法：行气活血。

方名：促孕除湿汤。

处方：鹿茸 3～6 g，鹿胎粉 3～9 g，菟丝子 6～9 g，淫羊藿 6～9 g，茯苓 9～12 g，桑寄生 3～6 g，白芍 6～30 g，莲子 6～9 g。当归 3～9 g，益母草 6～9 g，生地 6～9 g，香附 6～12 g，龟甲 3～9 g，地骨皮 3～6 g，元胡 6～9 g，车前子 3～6 g，菖蒲 3～6 g。水煎服，每日一剂，鹿胎粉同鹿茸合并一起打粉，等分两份，用煎好的汤剂冲服，分早晚两次空腹服用，连续服两周，观察两周为一疗程。视患者病情、症状及身体状况，在观察期或治疗期均可使用霞天曲或西药抗感染治疗。

理疗措施：用补法指摩带脉，维道穴、五枢穴。每日一次，连续指摩三至七日。用补法拿或针刺冲脉，气冲、大赫、四满、阴交，商曲，不留针，每日一次，连续针三至七日。或针刺督脉，腰俞、悬枢、筋缩，不留针，剧烈痛经者加针刺足三里穴，不留针。每日一次，连续针三至七日。用促孕凉血膏贴神阙穴和气穴，每日一贴，连续贴五至七日。

典型病例摘要： 林××，女，34 周岁，职员，泰安人。于 2017 年 8 月 24 日就诊。

患者自述： 自 12 岁月经初潮起一直痛经，因母亲有痛经史，以为是遗传，因此忽视治疗。结婚已经五年，一直未孕。月经周期基本正常，经期渐进性腹痛或突然腹痛剧烈，伴有腰痛，经量多，有时需要住院点滴治疗，经医院检查确诊为卵巢囊肿，子宫内膜异位症。

体检： 患者身高 1.7 米左右。正值经期，面容痛苦，面色暗黄。舌淡紫，苔淡，脉缓、沉紧。腹部拒按，怕凉。

诊断： 寒湿凝滞，气滞血瘀。

治法： 利湿祛寒，行气活血。自我用补法指摩带脉，维道、五枢、带脉穴。每日一次，连续指摩三日。摩毕，用促孕活血膏贴神阙穴和气穴，每日一贴，连续贴一周。

处方： 促孕除湿汤，减地骨皮、车前子，加三七 1 g，水煎服。同时口服霞天曲。连续服两周，观察两周为一疗程，两疗程后怀孕。嘱其怀孕后禁止负重，严格禁食或慎食"最新妊娠禁忌"中的所有食物。

病例分析： 患者有痛经家族史，结婚五年未孕说明患者生殖轴"上端"有异常的可能性很大。面容痛苦，面色暗黄。舌淡紫，苔淡，脉缓、沉紧。腹部拒按，怕凉。症状则属于寒湿凝滞，气滞血瘀表现。初步诊断为由生殖轴"中端"障碍引起的生殖轴"上端"和"下端"功能异常。以促孕除湿汤减地骨皮、车前子，以发挥去利尿，止血功能。加三七 1 g 活血定痛、化瘀解毒，以助上方清热活血、化痰、散结之功。用霞天曲健脾和胃以防伤及脾胃。用指摩带脉和促孕活血膏以助上方活血功效。诸药合力促进了利湿祛寒，行气活血的功效，故能解除顽疾，达到促孕的目的。

（三）冲任阻滞型

症见：面色无华，少腹胀痛，拒按怕震动，月经量少，或闭经，或有血块，或崩漏带下，痛经。舌黯紫有瘀斑，苔薄白淡，脉迟涩。

治法：通经活络。

方名：促孕活血汤。

处方：鹿茸 3 ~ 6 g，鹿胎粉 3 ~ 9 g，红参 1 ~ 6 g，菟丝子 6 ~ 9 g，淫羊藿 6 ~ 9 g，阿胶 6 ~ 10 g，龟甲 3 ~ 9 g，仙茅 3 ~ 6 g，茯苓 9 ~ 12 g，丹参 6 ~ 9 g，钩藤 3 ~ 6 g，当归 3 ~ 9 g，益母草 6 ~ 9 g，熟地 6 ~ 9 g，香附 6 ~ 12 g，元胡 6 ~ 9 g，木香 3 ~ 6 g，川芎 3 ~ 6 g，赤芍 6 ~ 9 g。水煎服，每日一剂，鹿胎粉、鹿茸打粉，等分两份，分早晚两次空腹用煎好的汤剂冲服，连续服十四天，观察两周为一疗程。视患者病情、症状及身体状况，在观察期间可使用西药抗感染治疗。

理疗措施：用泻法推捏带脉，自带脉、五枢至维道穴左右同时轻推 30 ~ 90 次，以皮肤有热感为度，每日一次，连续泻推三日。针任脉，中极、石门、阴交、神阙、建里、不留针，每日一次，连续针三至七日。或用泻法拿冲脉，中注、气穴、气冲。剧烈痛经者加针刺足三里穴，不留针。针毕，用促孕活血膏贴神阙穴和气穴，每日一贴，连续贴一至两周。

典型病例摘要：穆××，女，27 周岁，农民，临沂人。

于2018年6月12日就诊。

患者自述：12周岁月经初潮，自初潮起一直月经不调，量少色淡，经来腹痛，渐进性疼痛，腰骶疼，心悸，食欲不振，婚后两年未孕，现已闭经三个月。经医院检查无异常，经中西医治疗日久，因至今未孕就诊。

体检：患者身高1.5米左右。稍胖、面暗，明显乏力，悬雍正常，舌质淡，脉细缓。

诊断：脾虚血亏、冲任阻滞。

治法：通经活络、补脾养血。自我推捏带脉，自带脉、五枢至维道左右同时轻推30~90次，以皮肤有灼热感为度，每日一次，连续推捏三至七日。推捏毕，用促孕活血膏贴神阙穴，每日一贴，连续贴十二日。

处方：促孕活血汤。服用三剂后月经复潮，但腹痛如初，剧痛难忍。后减益母草、丹参、茯苓，加山药9g，白术9g。后改用相近配方中成药，连续服用十四天，间隔两周为一疗程，两个疗程后怀孕。嘱其怀孕后严格禁止负重，禁食或慎食妊娠禁忌食物。

病例分析：患者12周岁月经初潮，自初潮起一直月经不调，这说明不是生殖轴"上端"障碍，而是属于生殖"中端"的"天癸"疾病。患者面暗，明显乏力，舌质淡，脉细缓，症状属于脾虚血亏、冲任阻滞。治法采取通经活络、补脾养血，调节阴阳的促孕活血汤加减。减益母草以减小子宫收缩，去丹参以减活血之功，去茯苓以减利水功能。加山药9g，白术9g以滋肾健脾、固表。自我推捏带脉以疏通经络，用活血膏以防瘀血，达到了通经活络、补脾养血的目的，因此药到病除，两个疗程后怀孕在预料之中。

（四）胞血凝滞型

症见：少腹疼痛，喜热怕凉，腰骶部酸痛，月经不调，色紫量少，焦虑抑郁。舌干有瘀斑，脉迟细。

治法：化瘀通经。

方名：促孕散结汤加减。

处方：鹿茸 3 ~ 6 g，鹿胎粉 3 ~ 9 g，淫羊藿 3 ~ 9 g，黄芩 6 ~ 9 g，白芍 6 ~ 30 g，生地 6 ~ 9 g，益母草 6 ~ 9 g，元胡 6 ~ 9 g，白术 3 ~ 9 g，甘草 3 ~ 6 g，续断 3 ~ 6 g，茯苓 9 ~ 12 g，川军 6 ~ 9 g。水煎服，每日一剂。鹿胎粉、鹿茸打粉，等分两份，分早晚两次空腹用煎好的汤剂冲服，连续服十四天，观察两周为一疗程。视患者病情、症状及身体状况，在观察期间可使用霞天曲或西药抗感染治疗。

理疗措施：用泻法推带脉，自带脉穴、五枢、维道穴左右轻推 30 ~ 90 次，以皮肤有热感为度，每日一次，连续推三至五日。针刺冲脉，气冲、大赫、四满、阴交、商曲，每五分钟泻针一次，连续泻三次，剧烈痛经者加针刺足三里穴，有晕厥者加刺合谷穴，不留针。每日一次，连续针三至七日。针毕，用促孕凉血膏贴神阙穴和气穴，每日一贴，连续贴一至两周。

典型病例摘要：刘×，女，27 周岁，农民，本地人。结婚两年未孕，于 1983 年 3 月 3 日就诊。

患者自述：14 周岁初潮，月经周期一直不准，经来腹痛，行经不畅，量少色暗，腹痛拒按，腰痛腿酸，头晕欲吐。

体检：患者体型较重，身高 1.6 米左右。面暗神焦，精神不佳。掌大，脉缓，舌紫，苔白，悬雍异常。

诊断：气滞血瘀，瘀阻内结。

治法：活血化瘀。自我推捏带脉，自带脉、五枢、维道左右轻推 30～90 次，以皮肤有热感为度，每日一次，连续推捏三日。推毕，用促孕凉血膏贴神阙穴，每日一贴，连续贴一周。

处方：促孕散结汤。水煎服，鹿胎粉、鹿茸打粉，用煎好的汤剂冲服，分早晚两次空腹服用，连续服两周，间隔两周为一疗程，两疗程后改为以与促孕散结汤配方相近的中成药加霞天曲治疗，三个疗程后怀孕。怀孕后嘱其禁止负重，严格按孕妇禁忌忌口。因四个月后出现胎漏，保胎至足月，剖宫产女婴。

病例分析：患者 27 周岁，农民，结婚两年未孕。体型较重，面暗神焦，精神不佳。脉缓，舌紫，苔白，悬雍异常。这不难看出患者属于重体力劳动者，湿热体质，并且悬雍异常，这说明生殖轴"上端"障碍的可能性很大。15 周岁初潮，又说明问题不在生殖轴的"上端"。月经一直不准，经来腹痛，行经不畅，量少色暗，腹痛拒按，腰痛腿酸，头晕欲吐。这是明显的生殖轴"中端"的"天癸"病与"下端"督带失调的症状，辨证论治为气滞血瘀，瘀阻内结。因此，处方使用促孕散结汤，清热除湿、化痰散结、行气通经。加霞天曲，祛湿祛痰，自我推捏带脉，以促孕凉血膏辅助调经凉血，协助本方活血化瘀之功，再者由于患者正值生育旺盛期，因此疗效显著，三个疗程后怀孕，医者和患者对疗效都很满意。

（五）血虚肾亏型

症见：小腹冷痛，白带清淡，质稀量多。腰膝酸软，周身乏力，夜尿增多。

治法：补肾养血，温经祛寒。

方名：促孕祛寒汤加减。

处方：鹿茸 3~6g，鹿胎粉 3~9g，菟丝子 6~9g，淫羊藿 6~9g，桃仁 6~9g，丹参 6~9g，覆盆子 9~12g，枸杞子 3~9g，黄芪 9~12g，鸡血藤 6~0g，阿胶 6~10g，红参 1~3g，当归 3~9g，熟地 6~9g，香附 6~12g，龟甲 3~9g，木香 3~6g，肉桂 3~6g，川芎 3~6g。减桃仁加女贞子 9g。水煎服，每日一剂。鹿胎粉、鹿茸打粉，等分两份，用煎好的汤剂冲服，分早晚两次空腹服用，连续服两周，观察两周为一疗程。视患者病情、症状及身体状况，在观察期间可使用霞天膏和抗生素辅助治疗。

理疗措施：用补法掌摩带脉，双手同时自带脉、五枢至维道穴摩 30~90 次，以皮肤有热感为度，每日一次，连续掌摩三至七日。摩毕，灸任脉，中极、石门、神阙，下脘各一桩每日一次，连续灸三日。剧烈痛经者加针刺足三里穴，不留针。用促孕活血膏贴神阙穴，每日一贴，连续贴一至两周。

典型病例摘要：王××，女，40 周岁，农民，本地人。于 2017 年 6 月 13 日就诊。

患者自述：15 岁月经初潮，自从一年秋天月经期被大雨淋过后闭经，后来便痛经，逐渐加重。平时月经不调，量少痛重，头疼、失眠、多梦、气短、心悸、体乏无力。结婚后经中医治疗生一女孩。32 岁开始备孕，经过医院检查，化验，做输卵管造影，中医治疗，至今未孕，现正值经期。

体检：患者身高 1.6 米左右。面容痛苦，精神不佳，面色黄，体虚表现。舌质淡，苔薄，有齿痕，脉缓紧。

诊断：血虚肾亏、带脉寒侵。

治法：补肾养血，温经祛寒。自我掌摩带脉，用促孕活血膏贴神阙穴，每日一贴，连续贴一至两周。

处方：促孕祛寒加减汤。减桃仁加女贞子 9g 连服五天。

后改用与促孕祛寒汤相近的中成药，加霞天膏、山莨菪碱，连续服十四天，观察两周为一疗程。两个疗程后怀孕。怀孕后嘱其停药，严格禁食或慎食"最新妊娠禁忌"中的所有食物。经保胎三个月后，足月顺产一男婴。

病例分析：患者15岁初潮，秋天月经期被大雨淋过后闭经。这很明显为生殖继发性障碍，一般在生殖轴的"中、下端"，"天癸"与督带障碍明显。患者精神不佳，面色黄，体虚。舌质淡，苔薄，有齿痕，脉缓紧。又有明显的血虚肾亏、带脉寒侵症状。方用促孕祛寒汤，补肾养血，健脾祛寒、温经化瘀。辅以霞天膏补气益血、健脾安中，用山莨菪碱解痉止痛，减少分泌。自我掌摩带脉，用促孕活血膏贴神阙穴，以助调节督带功能。全方功能为补肾养血，温经祛寒，调节督带。辨证准确，处方对症，因此使处在高龄生育期者能够顺利受孕。

（六）肾精不足型

症见：经少经闭，白带清淡，质稀量多。腰膝酸软，周身乏力，口干潮热，两颧潮红，夜尿增多，舌淡，脉缓无力。

治法：补肾壮阳。

方名：促孕固肾汤加减。

处方：鹿茸3~6g，鹿胎粉3~9g，菟丝子6~9g，淫羊藿6~9g，仙茅3~6g，续断3~6g，桑寄生3~6g，茯苓9~12g，白芍6~30g，丹参6~9g，红参1~3g，当归3~9g，熟地6~9g，香附6~12g，龟甲3~9g，甘草3~6g，川芎3~6g，阿胶6~10g。肾亏者减仙茅、川芎，加冬虫草3g，水煎服，每日一剂。鹿胎粉、鹿茸打粉，等分两份，用煎好的汤剂冲服，分早晚两次空腹服用，连续服两周，间隔两周为一疗程。根据患者症状及体质状况，在治疗或间隔期间可使用霞天膏和西药辅助治疗。

理疗措施：灸带脉，自维道、五枢、带脉穴左右分别灸一桩，每日一次，连续灸三日。用补法掌摩任脉，自中极、关元、石门、气海、阴交至神阙止。往复30~90次，每日一次，以皮肤有灼热感为度，连续掌摩三至五日。摩毕，用天癸膏贴神阙穴，每日一贴，连续贴一至两周。

典型病例摘要：吕××，女，38周岁，农民，本地人。于2018年6月27就诊。

患者自述：15岁月经初潮，已经结婚十五年，生有两个女孩。五年前因卵巢囊肿做左侧附件切除术，治疗四年一直未孕。平素月经不调，量少腹痛，痛经，渐进性剧痛，时常停经。经输卵管造影术，显示输卵管通而不畅，左输卵管缺如。经内分泌激素检查，孕激素及黄体生成素偏低，经B超检查无成熟卵泡发育。

体检：患者身高1.5米左右。面色暗，精神尚可，有脱发现象。唇干，悬雍异常，舌淡苔薄黄，脉沉细无力。

诊断：肾阳虚损，固摄失衡。

治法：补肾壮阳。自我掌摩任脉，自中极、关元、石门、气海、阴交至神阙止。往复30~90次，每日一次，以皮肤有热感为度，连续掌摩三至五日。摩毕，用天癸膏贴神阙穴，每日一贴，连续贴七日。

处方：促孕固肾汤加霞天膏。服一疗程，月经来潮，观察两周，进行第二个疗程，感觉良好，掉发明显减少，服原方第五疗程怀孕，嘱其停药，严格禁食或慎食"最新妊娠禁忌"中的所有食物。后电话报喜，足月顺产一男孩。

病例分析：患者面色暗，精神尚可，有脱发现象。有明显的肾气不足、脾胃虚弱表现。唇干，舌淡苔薄黄，脉沉细无力。属于肾阳虚损，固摄失衡所致。生育晚期，家庭负担重，营养不良是主要原因。方用促孕固肾汤、补肾益脾、滋阴养血，平衡阴阳。辅以自我掌摩任脉调节经络，天癸膏补肾调经，全方补肾益脾、滋阴养血，平衡阴阳，针对高龄产妇的肾虚血虚和督带失调有很好的针对性。服药后，症状减轻，遵循有效不改方的原则连续服用。虽然经五个疗程治疗的时间有点长，但对于生育晚期患者，又做过一侧附件切除术，经五个疗程的治疗时间后怀孕，医者和患者对此疗效还是十分满意。

（七）血热气虚型

症见：少气懒言，头晕目眩，面色苍白，月经量多，或崩漏带下，口渴发热，舌干、紫，有瘀斑，脉浮数。

治法：凉血补气，活血通络。

方名：促孕凉血汤加减。

处方：鹿茸3～6g，鹿胎粉3～9g，白芍6～30g，生地6～9g，当归3～9g，益母草6～9g，元胡6～9g，甘草3～6g，续断3～6g，茯苓9～12g，香附6～12g，龟甲3～9g，地骨皮3～6g，丹皮6～9g，白术3～9g。水煎服，每日一剂。鹿胎粉、鹿茸各减半，打粉，用煎好的汤剂冲服，分早晚两次空腹服用，连续服十四天，观察两周为一疗程。可根据患者症状及体质状况，在治疗或观察期间使用全量抗生素治疗。

理疗措施：用泻法掌推带脉，自带脉、五枢至维道，轻推30～90次，以皮肤有热感为度，每日一次，连续掌推三至七日。掐或针冲脉，阴交、大赫、四满、肓俞，每五分钟泻针一次，连续泻三次。每日一次，连续针三至七日。或针刺督脉，腰阳关、命门、中枢，不留针。剧烈腹痛者加针刺足三里穴，不留针，有晕厥现象者加针刺合谷穴，不留针。针毕，用促孕凉血膏贴神阙穴和气穴，每日一贴，连续贴一至两周。

典型病例摘要：付×，女，38周岁，农民，莱芜人。于2014年6月12日就诊。

患者自述：13岁月经初潮，22岁结婚，生一女孩。已备孕治疗数年不孕，曾经中西医多方治疗日久，至今未孕，后因卵巢囊肿做右侧卵巢切除术。术后两年备孕，经专科医院多次促排卵治疗仍未孕。准备通过辅助受孕技术助孕。经多次检查化验，因检查指标不合格而放弃治疗。

体检：患者身高1.6米左右。精神尚可，已经失去信心，只是准备赌一把，月经不调，量少色淡，经来腹痛，近两个月停经。舌苔厚，脉数、沉紧。

诊断：血热气虚、胞络瘀阻。

治疗：凉血补气，活血通络。自我用泻法推捏带脉，自带脉、五枢至维道，轻推30~90次，以皮肤有热感为度，每日一次，连续推捏三日。用促孕凉血膏贴神阙穴和气穴，每日一贴，连续贴十日。

处方：促孕凉血汤，加阿奇霉素，碳酸氢钠，连服三个疗程，在服用第四个疗程时用早孕试纸验孕发现怀孕，全家十分惊喜，立即电话汇报。嘱其立即停药，禁止负重，严格禁食或慎食有害食物。后经保胎治疗，足月剖宫产一女婴。

病例分析：患者13岁月经初潮，22岁结婚，生一女孩说明生殖轴三端没有器质性障碍。经多次检查试验，因检查指标不适合助孕而放弃，说明整个生殖轴"上、中、下端"都出现功能性障碍。究其原因与卵巢囊肿手术有直接关系。手术造成生殖轴"中端""天癸"出现器质性障碍，继而影响"上端"经络功能障碍和"下端"督带功能失调，最终造成连锁反应，引起不孕。

根据患者表现，通过辨证可以确定此患者为血热气虚、胞络瘀阻。方用促孕凉血汤，凉血止血，养血通络，补气调经。联合抗感染治疗，消除受孕通道炎症和手术引起的炎性反应。加碳酸氢钠改变受孕通道酸碱度。推捏带脉，以促孕凉血膏辅助通经活络。此方在功效上虽然作用面较宽，但突出了促孕凉血功效，因此四个疗程后怀孕。即使有前者多方治疗的延迟功效与作用，此效果也很让人惊喜。

（八）气不摄血型

症见：久病气虚，月经淋漓，或崩中漏下。乏力头疼，精神倦怠，食欲不振。舌淡，脉浮无力。

治法：益气补虚，调经止血。

方名：促孕止血汤加减。

处方：鹿茸 $3 \sim 6 g$，鹿胎粉 $3 \sim 9 g$，黄芪 $9 \sim 12 g$，白芍 $6 \sim 30 g$，归尾 $3 \sim 6 g$，地榆炭 $3 \sim 6 g$，艾叶炭 $3 \sim 6 g$，元胡 $6 \sim 9 g$，白术 $3 \sim 9 g$，炙甘草 $3 \sim 6 g$，茯苓 $9 \sim 12 g$，杜仲炭 $3 \sim 6 g$。气虚者加红参 $3 g$，水煎服，每日一剂。鹿胎粉（小量）、鹿茸打粉（小量），等分两份，用煎好的汤剂冲服，分早晚两次空腹服用，连续服两周，观察两周为一疗程。可根据患者体质状况，在治疗或观察期间使用西药辅助治疗。

理疗措施：补拿带脉，维道穴、五枢穴，每日一次，连续拿三至七日。或用双手拇指轻推督脉，往复 $30 \sim 90$ 次，以皮肤有热感为度，每日一次，连续推三至五日。推毕，用促孕凉血膏贴神阙穴，每日一贴，连续贴七至十二日。

典型病例摘要：肖××，女，28 周岁，农民，本地人。于 2018 年 8 月 11 日就诊。

患者自述：平素身体健康，15 周岁月经初潮，后逐渐痛经，结婚三年一直月经不调，量少色黯紫，淋漓不尽，或量多崩漏，经前腹痛，渐进性加重，腰痛腿无力，小腹拒按，怕凉怕震动，经期恶心厌食。经多方治疗一直未孕。

体检：患者身高 1.5 米左右。悬雍正常，舌质淡，苔薄白，脉沉缓无力。

诊断：气不摄血、血气不固。

治疗：益气补虚，调经止血。自我用补法拿带脉，维道穴、五枢穴，每日一次，连拿三日。用促孕凉血膏贴神阙穴，每日一贴，连续贴一周。

处方：促孕止血汤加女贞子9g，山楂12g。服用两周，观察两周为一疗程。从第二个疗程起改用鹿胎膏、调经促孕丸，嘱其服药期间注意观察月经的量与色，如果量增多，超过平常月经一倍且色鲜红，需要停药。一起服用霞天曲，连续服用三个疗程怀孕。嘱其怀孕后严格禁食或慎食"最新妊娠禁忌"中的所有食物。

病例分析：患者平素身体健康，15 周岁月经初潮，很明显其不孕与生殖轴"上端"关系不大。逐渐痛经，结婚三年一直月经不调，经前腹痛，渐进性加重，很明显为生殖轴的"中、下端"障碍，症状与"天癸"病相近。经色暗紫，淋漓不尽，或量多崩漏，明显有气不摄血，血气不固的症状。治以益气补虚，调经止血为主。方用促孕止血汤，调经补血、益气补虚。加女贞子，山楂补益肝肾，健脾和胃，以助上方补气补血之功。补法拿带脉，以促孕凉血膏调节经络障碍，促进凉血功能。加霞天曲及抗感染治疗以促进生殖器官消除炎性反应和受孕通道瘀阻，诸药配合有序，主次功效分明，因此三个疗程受孕，疗效显著。

（九）冲任失固型

症见：血不循经，月经淋漓，白带增多，崩中漏下，头晕耳鸣，滑胎早产。

治法：调和冲任，益气固血。

方名：促孕止血汤加减。

处方：鹿茸3~6g，鹿胎粉3~9g，黄芪9~12g，白芍6~30g，归尾3~6g，地榆炭3~6g，艾叶炭3~6g，元胡6~9g，白术3~9g，炙甘草3~6g，茯苓9~12g，杜仲炭3~6g。经量过多者减鹿茸剂量。水煎服，每日一剂，鹿胎粉、鹿茸打粉，等分两份，用煎好的汤剂冲服，分早晚两次空腹服用，连续服十四天，间隔两周为一疗程。可根据患者体质状况，在治疗或间隔期间使用西药辅助治疗。

理疗措施：针刺带脉，维道穴、五枢穴、带脉穴，不留针，每日一次，连续针刺三日。剧烈痛经者加针刺足三里穴，不留针。或用补法拿任脉，自关元至下脘穴往复30~90次，以皮肤有灼热感为度，每日一次，连续拿三日。拿毕，用促孕凉血膏贴神阙穴和气穴，每日一贴，连续贴一至两周。

典型病例摘要：秦××，女，27周岁，农民，临沂人。于2018年6月5日就诊。

患者自述：结婚三年，曾做过人工流产。婚后经中西医多方检查治疗至今未孕。婚前有痛经史，月经不调，经量多，淋漓不尽，白带增多，食欲不振，睡眠质量差。虽经多方治疗，经量减少但痛经不减。

体检：患者身高1.6米左右。精神欠佳，舌苔薄稍黄，悬雍异常，脉细缓无力。

诊断：气血亏虚，冲任失固。

治疗：调和冲任，益气固血。自我拿任脉，自关元至下脘穴往复30次左右，以皮肤有灼热感为度，每日一次，连拿三日。拿毕，用促孕凉血膏贴神阙穴，每日一贴，连续贴七至十二日。

处方：促孕止血汤。减甘草加水牛角9g，丹皮9g。五剂后，改为同类配方中成药，加调经促孕丸，连续服两周，间隔两周，根据月经量调节配方。月经量过大，减鹿胎膏加云南白药，四个疗程后怀孕。嘱其怀孕后严格禁食或慎食"最新妊娠禁忌"中的所有食物。

病例分析：患者曾做过人工流产，这说明不孕非生殖轴"上端"疾病，但悬雍异常，应考虑生殖器官发育不良。婚前痛经史，月经不调，经量多，淋漓不尽，白带增多为"天癸"与带脉障碍的主要症状，辨证分型属于气血亏虚，冲任失固。方用促孕止血汤减甘草加水牛角、丹皮清热解毒，增加清热凉血之功。自我拿任脉调节冲任失调，用促孕凉血膏贴神阙穴增强上方凉血功能。全方功能，调经止血、益气补血、稍加清热凉血以防虚热。四个疗程后怀孕实属满意效果。

（十）肝郁化火型

症见：脾气急躁，烦躁不安。月经不调，量少色淡，思维迟钝。

治法：清肝凉血。

方名：促孕清肝汤加减。

处方：鹿茸3~6g，鹿胎粉3~9g，淫羊藿6~9g，黄芩6~9g，白芍6~30g，归尾3~6g，地榆3~9g，元胡6~9g，白术3~9g，甘草3~6g，茯苓9~12g，钩藤3~6g。水煎服，每日一剂，鹿胎粉、鹿茸打粉，等分两份，用煎好的汤剂冲服分早晚两次空腹服用，连续服两周，观察两周为一疗程。可根据患者体质状况，在治疗或观察期间使用霞天曲或抗感染治疗。

理疗措施：针刺带脉，维道穴、五枢穴、带脉穴，不留针，每日一次，连续针三至七日。针督脉，腰俞、命门、筋缩，神道，不留针。或用泻法双拇指推冲脉，自商曲至横骨轻推，往复30～90次，以皮肤有热感为度，每日一次，连续推三至五日。推毕，用促孕凉血膏贴神阙穴，每日一贴，连续贴一至两周。

典型病例摘要：杨××，女，39周岁，农民，本地人。于2018年5月1日就诊。

患者自述：婚前痛经史，23岁结婚，经过多方治疗后怀孕生一女孩。二胎备孕治疗十几年，中间曾放弃。三年前重下决心备孕二胎，但经检查化验，做输卵管造影，输卵管通而不畅，经多方治疗日久至今未孕，经专科医院促排卵治疗未孕。现正值经期，月经不调，量少色淡，乳房胀痛。

体检：患者身高1.6米左右。面色晦暗，精神欠佳，舌淡紫，有瘀斑，脉弦数。

诊断：肝郁化火、月经不调。

治疗：清肝泻火，活血调经。自我用泻法双拇指推冲脉，自商曲至横骨轻推，往复30次左右，以皮肤有热感为度，每日一次，连推三日。推毕，用促孕凉血膏贴神阙穴，每日一贴，连续贴七至十二日。

处方：促孕清肝汤加减。减地榆加丹参9g，丹皮9g，炒枣仁9g，连续服用三剂，症状减轻后，改用与配方相近的中成药加调经促孕丸，连续服用两周，间隔两周为一疗程。四个疗程后怀孕。嘱其怀孕后严格禁食或慎食"最新妊娠禁忌"

中的所有食物，经保胎治疗，足月顺产一男孩。

病例分析：患者为农民，生活没有规律，受自然温差影响大，痛经者多见。39 岁已接近生育年龄晚期，备孕治疗时间较长，应考虑整个生殖轴障碍。月经不调，量少色淡，乳房胀痛，这属于"天癸"病与督带失调症状。患者面色晦暗，精神欠佳，舌淡紫，有瘀斑，脉弦数，中医辨证属于肝郁化火，血虚化热，气郁伤经。从整体看，生育轴的"中、下端"障碍占主要原因，再者患者曾有生育史，因此治愈希望还是很大的。方用促孕清肝汤，疏肝降火、凉血调血。加丹参以促活血，加丹皮以促进清热凉血，加炒枣仁益肝安神解除患者久治不愈的烦恼。自我用泻法双拇指推冲脉调节经络，促孕凉血膏贴神阙穴以助上方凉血功能。患者在四个疗程后怀孕，虽然时间稍长，但从患者的病症而论，疗效还是很突出的。

（十一）阴阳两虚型

症见：精神萎靡，气短懒言，声音低微，手足不温，冬天怕冷，夏天怕热，潮热盗汗，月经量少，或闭经，舌瘀、脉缓。

治法：升阳补阴，化瘀活血。

方名：促孕活血汤加减。

处方：鹿茸 3～6 g，鹿胎粉 3～9 g，红参 1～6 g，菟丝子 6～9 g，淫羊藿 6～9 g，阿胶 6～10 g，龟甲 3～9 g，仙茅 3～6 g，茯苓 9～12 g，丹参 6～9 g，钩藤 3～6 g，当归 3～9 g，益母草 6～9 g，熟地 6～9 g，香附 6～12 g，元胡 6～9 g，木香 3～6 g，川芎 3～6 g，赤芍 6～9 g。虚甚者减元胡、木香，加紫河车 9 g，水煎服，每日一剂。鹿胎粉、紫河车、鹿茸一同打粉，等分两份，用煎好的汤剂冲服。分早晚两次空腹服用，连续服两周，观察两周为一疗程。可根据体质状况，在治疗或观察期间使用西药辅助治疗。

理疗措施：灸带脉，自维道穴、五枢穴至带脉穴各一桩。每日一次，连灸三日。或灸任脉，中极、石门、阴交、神阙，建里各一桩，每日一次，连灸三日。或用补法掌摩冲脉，气冲、气穴、中注，以皮肤有热感为度。用促孕活血膏贴神阙穴，每日一贴，连续贴一至两周。

典型病例摘要：褚×，女，31 周岁，农民，新泰人。于 2001 年 1 月 12 日就诊。

患者自述：15 岁左右月经初潮，婚后生一女孩。二胎备孕三年，经中西医治疗，因至今未孕就诊。有痛经史，并渐进性加重，平时月经量少，色黯紫，经来腹痛，头晕无力，出汗胸闷。现在正值月经前期，感觉痛经前兆出现，想用中医中药调理。

体检：患者身高 1.6 米左右。精神疲惫，少声懒言，面色黄，舌苔白，舌质淡，脉缓细无力。

诊断：阴阳两虚、气血郁滞。

治法：升阳补阴，化瘀活血。自我用补法掌摩带脉，用促孕活血膏贴神阙穴，每日一贴，连续贴七至十二日。

处方：促孕活血汤加减。服三剂后，因中药奇缺，改为调经促孕丸，加碳酸氢钠，连续服用两周，间隔两周，间隔期间用全量青霉素治疗一周。继续治疗，一个疗程后怀孕。嘱其禁食有害食物，禁止负重。

病例分析：患者已生育，说明孕育障碍在生殖轴"上端"的可能性很小。二胎备孕三年未孕，说明生殖系统障碍确实存在。有痛经史，并渐进性加重，明显与子宫内膜异位有关。通过症状可以看出，不孕的原因在生殖轴的"中、下端"，与

"天癸"病和督带失调密切相关。患者精神疲惫,少声懒言,面色黄,舌苔白,舌质淡,脉缓细无力等,属于阴阳两虚、气血郁滞的表现。治疗当以升阳补阴,化瘀活血为主。方用促孕活血汤,通经活络、补脾养血、调节阴阳。间隔期用青霉素全量治疗一周,消除了生殖系统的炎性反应。用补法掌摩带脉调节阴阳平衡,用促孕活血膏增强上方的活血之功。本方联合功效为升阳补阴,化瘀活血。由于辨证准确,配方合理,因此在两个疗程内怀孕,在患者看来疗效甚奇,但对医者来说不足为奇。

(十二) 血虚化热型

症见:低热盗汗,食欲不振,疲乏无力,头晕耳鸣,月经或多或少,闭经或崩漏,五心烦热,舌红少苔,脉数而无力。

治法:疏肝解郁,凉血调血。

方名:促孕清肝汤加减。

处方:鹿茸3~6g,鹿胎粉3~9g,淫羊藿6~9g,黄芩6~9g,白芍6~30g,归尾3~6g,地榆9g,元胡6~9g,白术3~9g,甘草3~6g,茯苓9~12g,钩藤3~6g。水煎服,每日一剂,鹿胎粉、鹿茸打粉,等分两份,用煎好的汤剂冲服,分早晚两次空腹服用,连续服十四天,间隔两周为一疗程。可根据患者体质状况,在治疗或间隔期间使用霞天曲或西药辅助治疗。

理疗措施:用补法指摩带脉,维道穴、五枢穴、带脉穴,以皮肤有热感为度,每日一次,连摩三日。大鱼际推或针刺督脉、腰俞、命门、筋缩、神道,留针15~20分钟。或用双拇指推冲脉,自横骨、大赫、四满、阴交至商曲轻推,往复30~90次,每日一次,以皮肤有热感为度,连续推三至五日。推毕，用促孕凉血膏贴神阙穴和气穴，每日一贴，连续贴一至两周。

典型病例摘要：李××，女，29周岁，工人，临沂人。于1994年3月3日就诊。

患者自述：结婚已三年，一直治疗，未孕，曾在省级医院做过输卵管通水。检查结果为卵巢囊肿。自初潮有痛经史，逐年加重，直至无法坚持工作，月经周期不准，量不定，剧烈疼痛，呕吐腹泻，头晕心慌。

体检：患者身高1.5米左右。偏胖，面红，悬雍正常，舌黯紫，脉数、沉细。

诊断：血虚化热、气郁伤经。

治疗：疏肝解郁，凉血调血。用促孕凉血膏贴神阙穴和气穴，每日一贴，连续贴七至十二日。

处方：促孕清肝汤。减地榆、甘草、归尾，加川军9g。连续服两周，观察两周为一疗程。三个疗程后怀孕，四十天后胚胎停育，自然流产。间隔一个月后按上方加丹参9g服用两周，观察两周，观察期间用霞天曲与红霉素（全量交替使用）。三个疗程后怀孕，保胎三个月，足月顺产一男婴。

病例分析：患者低热盗汗，有明显的阴虚之症。偏胖，面红，舌黯紫，脉数、沉细，又有血热表现。月经周期不准，自初潮有痛经史，逐年加重，直至无法坚持工作。很明显不孕的症结在生育轴的"中端"，主要为"天癸"器质性病变，引起自身及"上、下端"功能性障碍。初步诊断为血虚化热、气郁伤经。治疗原则，以疏肝解郁，凉血调血为主，辅以泻火、凉血。方用促孕清肝汤加减。减地榆、甘草、归尾以减止血功效。加川军增加清热凉血之功。加霞天曲以健脾胃，祛痰湿。至于自然流产原因应与督带失调有关。上方白芍加至30g以防近期怀孕，自身免疫反应引起流产。加丹参9g以增加活血功效，加霞天曲和红霉素以消除生殖通道炎性反应，再次怀孕保胎三个月。以上诸药互相促进、互相制约是成功足月顺产的重要原因。

（十三）脾肾两虚型

症见：口干舌燥，心烦失眠，月经不调，量少质淡，或畏寒肢冷，久泻久痢，腹胀苔滑，脉沉细无力。

治法：补益脾肾，清热化瘀。

方名：促孕全能汤（秘）加减。

处方：促孕全能汤（秘）加减。口服每日一剂，分早晚两次空腹服用，连续服十四天，观察两周为一疗程。视患者病情、症状及身体状况，在治疗或观察期间使用西药辅助治疗。

理疗措施：灸带脉，自维道穴、五枢穴、带脉穴左右分别灸一桩，每日一次，连灸三日。用补法小鱼际推任脉，自中极穴、关元、石门、气海、阴交至神阙穴止，往复30～90次，以皮肤有热感为度，每日一次，连续推三至五日。推毕，用天癸膏贴神阙穴，每日一贴，连贴一周。

典型病例摘要：公×，女，27周岁，医院护士，在上海工作。于2018年11月29日就诊。

患者自述：结婚三年至今未孕，曾做过宫腔镜检查，B超测卵泡，病毒检查，内分泌检查，输卵管造影。2018年9月在某大学附属医院做左侧卵巢巧克力囊肿切除手术，力求保留卵巢，但因输卵管闭锁弯曲已失去功能，没能成功。平时月经不调，腹痛量少，腰酸腿痛。手术后一直没有月经。手术前曾口服克罗米芬（即氯米芬）多次，打过亮丙瑞林多次，注射胎盘组织液多次，服用数月中草药。多方治疗日久，至今未孕，经医院诊断为不孕症。囊肿手术前曾在不孕专科机构准备做助孕治疗，因检查激素指标与卵巢功能不合格而放弃。手术后，助孕技术备孕检查结果仍然不合格，慕名就诊。

体检：患者偏瘦，身高 1.7 米左右。精神尚好，面容憔悴。悬雍正常，手掌、小指正常。舌干、苔白，脉缓沉，无力。

诊断：脾肾两虚、血热血瘀。

治法：固肾通络，祛瘀凉血。自我用补法掌摩带脉。

处方：促孕全能汤（秘）加减治疗一疗程后，月经来潮。改为鹿胎膏，调经促孕丸，碳酸氢钠，阿奇霉素（半量用一周），十四天一个疗程，连续服用两个疗程停两周。根据有效不改方的原则，一直按原方服用，后期增服舍雷肽酶。直至 2019 年 12 月，月经超期，经测试怀孕。嘱其立即停药，禁止负重，严格禁食或慎食"最新妊娠禁忌"中的所有食物。保胎三个月后于 2020 年 9 月顺产一男婴。

病例分析：患者为西医医生，精通生殖医学知识，因此在治疗上倾向于西医理论。从事医疗工作，虽然对疾病治疗有利，但这也是进入治疗误区的主要原因。过度治疗，精神压力，内分泌紊乱，导致自身阴阳调节功能失常，引起阴阳失调。手术创伤导致正气损伤，脾肾两虚，过度服用补品又引起虚火旺盛。

患者曾准备做体外助孕治疗，因检查指标不合格而放弃。经"三端辨证"分析可知，患者"左侧卵巢巧克力囊肿"为生殖轴"中端""天癸"的器质性改变。当前已经引起了"上端"经络的功能性改变，也导致了"下端"督、带及精、气、血的障碍，最终导致整个生殖轴功能失调，经久不孕。经用促孕全能汤加减，固肾通络，祛瘀凉血，健脾和胃，使肾气得固，血热除则瘀滞得通，阴阳平衡，"上端"经络通畅，"中端"气虚血热得解，"下端"脏腑虚弱得补，则生殖障碍解除，因此得以受孕。

从中医理论上解读，此患者的成功怀孕是顺理成章的。但在治疗过程中，西药的作用也是不可忽视的。为此患者也曾多次对中西药的配伍和西药的作用提出疑问，最后只能把促孕方的方解发给她们才解除怀疑。但因是服药期间受孕，全家对中西药是否影响胎儿健康仍有疑虑，与其解释不会影响胎儿发育，但全家还是疑虑不除，于2020年3月在某大学附属妇产科医院做无创DNA检查胎儿正常才得以安心。

事实上，此患者能够怀孕，西药是功不可没的。如：阿奇霉素为广谱抗生素，对消除生殖通道致病菌感染有重要作用，炎症消除，炎性反应消失，生殖通道才能畅通。碳酸氢钠改变了生殖通道的酸碱度，对精子的寿命有明显的延长作用，对受孕起到了很好的促进作用。舍雷肽酶有切断黏蛋白黏键的作用，对消除生殖通道黏液，减小通道阻力，促进精卵结合起到了不可替代的作用。此出乎患者意料的受孕，则是在医者的意料之中。

（十四）气血双脱型

症见：月经量多，或崩漏，面色苍白，四肢厥冷，脉微细，或浮大而散。

治法：补气固脱，养血止血。

方名：促孕止血汤。

处方：鹿茸3～6g，鹿胎粉3～9g，黄芪9～12g，白芍6～30g，归尾3～6g，地榆炭3～6g，艾叶炭3～6g，元胡6～9g，白术3～9g，炙甘草3～6g，茯苓9～12g，杜仲炭3～6g。

水煎服，每日一剂。鹿胎粉、鹿茸打粉，等分两份，用煎好的汤剂冲服，分早晚两次空腹服用，连续服两周，观察两周为一疗程。视患者病情、症状及身体状况，在治疗或观察期间使用西药治疗。

理疗措施：用补法掌推带脉，维道穴、五枢穴、带脉穴，每日一次，连续掌推三日。或用双手拇指轻运任脉，阴交至膻中穴往复 30~90 次，以皮肤有灼热感为度，每日一次，连续运三至七日。运毕，用促孕凉血膏贴神阙穴和气穴，每日一贴，连续贴七至十二日。

典型病例摘要：王××，女，30 周岁，农民，本地人。于 2020 年 4 月 9 日就诊。

患者自述：17 周岁月经初潮，月经量多，时有血块，经来腹痛，腰骶部酸痛，头晕心慌，气短乏力，有时无法劳动。结婚后多方治疗生一女孩。二婚后，在丈夫强烈要求下备孕，五年来，经多家医院检查，输卵管造影，专科医院促排卵，至今未孕。医生建议做试管，因经济受限没有考虑。

体检：患者身高 1.6 米左右，体胖超重，悬雍不明显，手掌偏大。面暗无华，气短懒言，汗出，心悸，口干舌质红，苔薄白，脉紧沉。

诊断：气血双脱、固摄不利。

治疗：补气固脱，养血止血。自我用双手拇指轻运任脉，自阴交至膻中穴往复 30~90 次，以皮肤有热感为度，每日一次，连续运三至七日。运毕，用促孕凉血膏贴神阙穴和气穴，每日一贴，连续贴一周。

处方：促孕止血汤加减。减甘草，加阿胶 9 g，黄芪 9 g 连服五剂，症状好转后，改用与促孕止血汤相近的中成药，加青霉素 v 钾，山莨菪碱连服九天，间隔两周。治疗三个疗程后怀孕。嘱其怀孕后严格禁食或慎食"最新妊娠禁忌"中的所有食物。

病例分析：患者 17 周岁月经初潮，悬雍不明显，手掌偏大，说明其发育迟，与生殖轴"上端"障碍有关。但已经有生育史，说明生殖轴基本正常。体胖，超重，月经量多，时有血块，经来腹痛，腰骶部酸痛，这是多囊卵巢，无排卵性月经的表现，说明患者生殖轴"中端"有明显障碍。面暗无华，气短懒言，汗出，心悸头晕心慌，气短乏力，此症状明显为气血双脱之表现。从以上症状可以看出，患者生殖轴"中端"障碍已经引起"上端"冲、任和"下端"精、气血失调。初步诊断为气血双脱、固摄不利。治以补气固脱，养血止血为主。方用促孕止血汤加减。减甘草，加阿胶 9 g，黄芪 9 g 以增强上方的补气补血之功。以抗生素辅助治疗，消除生殖器官炎症。加山莨菪碱以减少生殖通道黏液分泌，加快吸收。诸药合力，有补气固脱，养血止血，调经通络之功。因此三个疗程后怀孕，在预料之中。

五、卵巢肿瘤

病因：卵巢是最容易长肿瘤的器官，在不孕病例中占一定比例。

症状：卵巢肿瘤如图 4-1-6 所示，一般症状不明显，大多是在体检时发现的。颗粒细胞瘤可分泌大量雌激素，引起早熟，性欲亢奋，不规则出血等一系列症状。可作为诊断不孕的一个临床表现。

治疗原则：以手术为主。较小的良性肿瘤可以备孕，待胎儿足月时可在剖宫产同时处理肿瘤。

辨证论治：中医对卵巢肿瘤的认识，古代称"石瘕""肠

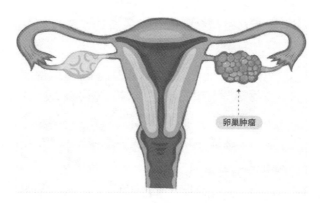

卵巢肿瘤

图 4-1-6 卵巢肿瘤

罩"，一般通过辨证分型论治，其中有"阳虚内寒型""气滞血瘀型""寒凝血瘀型""肾虚血瘀型""痰湿瘀阻型""湿热瘀阻型"等。当前一般是在现代医学病名引导下利用中医理论辨证论治。

（一）气虚血瘀型

症见：乏力倦怠，瞌睡懒语，月经紫暗，有血块，面无光泽。

治法：补肾祛寒，益气活血。

方名：促孕行气汤。

处方：鹿茸 3~6g，鹿胎粉 3~9g，菟丝子 6~9g，淫羊藿 6~9g，丹参 6~9g，枸杞子 3~9g，黄芪 9~12g，阿胶 6~10g，红参 1~3g，当归 3~9g，熟地 6~9g，香附 6~12g，龟甲 3~9g，白术 3~9g，木香 3~6g，甘草 3~6g，小茴香 3~6g。水煎服，每日一剂，鹿胎粉、鹿茸打粉，等分两份，用煎好的汤剂冲服，分早晚两次空腹服用，连续服两周，间隔两周为一疗程。视患者病情、症状及身体状况，在治疗或间隔期间使用西药辅助治疗。

理疗措施：用补法掌摩带脉，自带脉、维道至五枢往复30～90次，以皮肤有热感为度，或灸带脉各穴一桩，每日一次，连续灸三日。针灸任脉，关元、阴交、神阙，每日一次，连续针三至七日。或拇指运任脉，先从中脘至紫宫诸穴向上运一次，再由中脘至气海诸穴向下运一次，往复30～90次，以皮肤有热感为度。运毕，用促孕活血膏贴神阙穴，每日一贴，连续贴一周。

典型病例摘要：杨××，女，39周岁，职员，本地人。于2018年4月11日就诊。

患者自述：14岁初潮，有痛经史。经期基本准确，十年前生一女孩。六年前因卵巢肿瘤扭转做左侧附件切除术。现已备孕四年，曾做过输卵管通水和输卵管造影。促排卵治疗数月，中药治疗六个月，至今未孕。平时月经量少，色淡，经期短。

体检：患者身高1.5米左右。精神疲惫，怕凉，怕风。食欲不振，舌质淡红，苔白薄，脉沉细无力。

诊断：阳虚内寒。

治疗：补肾祛寒，益气活血。自我用补法掌摩带脉，自五枢、维道至带脉，往复30～90次，以皮肤有热感为度。用促孕活血膏贴神阙穴，每日一贴，连贴一周。

处方：促孕行气汤加减。用一疗程后，改用与促孕行气汤相近的中成药，鹿胎膏，连服十四天，间隔十四天为一疗程，间隔期间，用霞天曲、阿奇霉素（全量一周）。上方连续服用三个疗程后怀孕。嘱其怀孕后禁止负重，严格禁食或慎食"最新妊娠禁忌"中的所有食物。

病例分析：患者单侧附件切除，生育功能只有50%。再者年龄已经接近生育晚期，因此治疗有一定难度。患者精神疲惫，怕凉，怕风明显，属于阳虚内寒之症。治以补肾祛寒，益气活血。用促孕行气汤，加霞天曲及抗生素。全方功效为行气化瘀、补肾祛寒、益气养血。增强抗感染能力。四个疗程后怀孕，效果确实出乎患者和医者意料。

（二）气滞血瘀型

症见：腹部胀满，拒按怕震，小腹疼痛，情志郁闷，面色晦暗，乳房胀痛，痛经闭经，月经量少，色紫有块，舌干、紫有瘀斑，脉迟涩。

治法：化瘀散结，行气活血。

方名：促孕散结汤加减。

处方：鹿茸3~6g，鹿胎粉3~9g，淫羊藿6~9g，白芍6~30g，生地6~9g，益母草6~9g，元胡6~9g，白术3~9g，甘草3~6g，续断3~6g，茯苓9~12g，川军6~9g。水煎服，每日一剂，鹿胎粉、鹿茸打粉，等分两份，用煎好的汤剂冲服，分早晚两次空腹服用，连续服十四天，间隔两周为一疗程。视患者病情、症状及身体状况，在治疗或间隔期间使用霞天曲或抗生素治疗。

理疗措施：针带脉，针刺带脉穴、五枢穴、维道穴，不留针，每日一次，连针三日。针刺冲脉，气冲、大赫、四满、阴交、商曲，不留针，每五分钟泻针一次，连续泻三次，每日一次，连续针三日。针毕，用促孕凉血膏贴神阙穴和气穴，每日一贴，连续贴一周。

典型病例摘要：公××，女，28周岁，农民，本地人。于2002年7月12日就诊。

患者自述：结婚两年，经多方治疗，至今未孕。五年前在学校突然腹痛，经县人民医院 B 超检查发现左卵巢内"囊实性包块，回声不均"，诊断为肿瘤，经复查生长不明显，保守治疗。月经失调，周期不准，经来腹痛，拒按怕震动，腰骶部酸痛，经量少或多有血块，乳房胀痛，白带增多，时有头晕，气短胸闷。

体检：患者身高 1.5 米左右。面色黄，精神欠佳，小腹拒按，脉缓沉，舌质淡紫，有瘀斑。

诊断：气滞血瘀。

治疗：化瘀散结，行气活血。自我掐、拿带脉。用促孕凉血膏贴神阙穴和气穴，每日一贴，连贴一周。

处方：促孕散结汤加减。服用三剂后改用鹿胎膏，霞天曲用十天。间歇十四天。连续用三个疗程后怀孕。嘱其禁止负重，禁食刺激性食物。五十天后，经县医院 B 超检查在宫腔内发现一孕囊，有明显胎心波动。左卵巢内囊实性占位约 3cm。经保胎，嘱其胎儿足月后剖宫产，同时做卵巢肿瘤摘除术。

病例分析：此患者在促孕治疗上有一定风险，如果肿瘤性质不明，后果很难预料，因此此类患者的促孕治疗一定要密切观察，慎之又慎。

（三）寒凝血瘀型

症见：四肢怕凉，腹痛腹紧，拒按怕震，胸闷气短，唇青甲暗，消化不良，月经量大，色暗腰痛，舌有瘀斑，脉沉迟。

治法：温经散寒，祛瘀散结。

方名：促孕散结汤加减。

处方：鹿茸 3~6g，鹿胎粉 3~9g，黄芩 6~9g，白芍 6~30g，生地 6~9g，益母草 6~9g，元胡 6~9g，白术 3~9g，

甘草3~6g，续断3~6g，茯苓9~12g，川军6~9g。水煎服，每日一剂，鹿胎粉、鹿茸半量打粉，等分两份，用煎好的汤剂冲服，分早晚两次空腹服用，连续服两周，间隔两周为一疗程。视患者病情、症状及身体状况，在治疗或间隔期间使用霞天曲或抗感染治疗。

理疗措施：用补法掌摩带脉，自维道、五枢、带脉左右轻摩30~90次，以皮肤有热感为度，每日一次，连续掌摩三至五日。灸冲脉，气冲、大赫、四满、阴交，商曲各一桩，每日一次，连灸三日。用促孕活血膏贴神阙穴和气穴，每日一贴，连续贴一周。

典型病例摘要：李××，女，36周岁，农民，本地人。于1987年3月14日就诊。

患者自述：14岁初潮，婚后生一女孩。已经备孕九年，其间右侧卵巢肿瘤手术，右侧附件切除。经多方治疗，至今未孕。平时月经延后，经来腹痛，行经不畅，量少质稠，有血块，食欲差，小腹冷痛，拒按怕震，现在已经停经两个月。

体检：患者身高1.5米左右。偏胖，精神尚好，面色暗，舌质淡，有瘀斑，脉迟紧。

诊断：寒凝血瘀。

治疗：温经散寒，祛瘀散结。自我用补法掌摩带脉，用促孕活血膏贴神阙穴和气穴，每日一贴，连续贴一周。

处方：促孕散结汤加减。加红花6g，水煎服，连续服用两周，间歇两周为一疗程，其间全量青霉素治疗一周，感觉症状逐渐减轻，月经也基本恢复正常。根据有效不改方的原则，连续用药五个疗程后怀孕。经保胎三个月，足月剖宫产一男婴。

病例分析：患者右侧附件切除，对生育的影响巨大，属于典型病例。备孕九年未孕，提示健侧功能已经出现障碍。小腹冷痛，拒按怕震，现在已经停经两个月。寒凝血瘀很明显，与炎性反应有直接关系。健侧卵泡发育异常，"天癸"障碍已经引起生殖轴"上端"功能改变和"下端"功能失调。对于此类患者单靠中医中药治疗难度是很大的。因此，针对病情，中西医结合才能增加受孕概率。用促孕散结汤加红花增强了活血功能，辅以抗生素填补了中药的不足，用按摩与促孕活血膏加以辅助，虽然五个疗程治疗时间有点长，但能顺利怀孕已经超出了患者和医者的预期效果。

（四）肾虚血瘀型

症见：手脚凉，盗汗乏力，失眠健忘，口干舌燥，尿频尿急，月经不调，经血有块，厌食明显，舌淡瘀斑，脉缓无力。

治法：补肾活血，消瘀散结。

方名：促孕散结汤加减。

处方：鹿茸 3～6g，鹿胎粉 3～9g，黄芩 6～9g，白芍 6～30g，生地 6～9g，益母草 6～9g，元胡 6～9g，白术 3～9g，甘草 3～6g，续断 3～6g，茯苓 9～12g，川军 6～9g。肾虚偏重者减生地，加熟地 9g，血瘀腹痛重者加丹皮 6g，水煎服，每日一剂。鹿胎粉、鹿茸打粉，等分两份，用煎好的汤剂冲服，分早晚两次空腹服用，连续服两周，观察两周为一疗程。视患者病情、症状及身体状况，在治疗或观察期间使用霞天曲辅助治疗。

理疗措施：用补法推捏带脉，自维道、五枢、带脉左右轻推 30～90 次，以皮肤有热感为度，每日一次，连续推捏三日。用补法指运或大鱼际擦冲脉，气冲、大赫、四满、阴交、商曲，往复 30 次左右，以皮肤有灼热感为度。每日一次，连擦三日。擦毕，用促孕凉血膏贴神阙穴和气穴，每日一贴，连续贴七至十二日。

（五）痰湿瘀阻型

症见：腹满胸闷，痰多身重，小便短赤，食欲不振，小腹冷痛拒按，腰骶坠痛，黄带量多。

治法：化痰除湿，活血消结。

方名：促孕除湿汤加减。

处方：鹿茸3~6g，鹿胎粉3~9g，菟丝子6~9g，淫羊藿6~9g，茯苓9~12g，桑寄生3~6g，白芍6~30g，莲子6~9g。当归3~9g，益母草6~9g，生地6~9g，香附6~12g，龟甲3~9g，地骨皮3~6g，元胡6~9g，车前子3~6g，菖蒲3~6g。加川军9g，水煎服，每日一剂。鹿胎粉、鹿茸打粉，等分两份，用煎好的汤剂冲服，分早晚两次空腹服用，连续服十四天，间隔两周为一疗程。视患者病情、症状及身体状况，在治疗或间隔期间使用霞天曲或抗生素治疗。

理疗措施：针刺带脉，维道穴、五枢穴、带脉穴，不留针。每日一次，连续针三至七日。掌按或针刺冲脉，气冲、大赫、四满、阴交、商曲，每五分钟泻针一次，连续泻三次，每日一次，连续针三日。或针刺督脉，腰俞、悬枢、筋缩，不留针，每日一次，连针三日。针毕，用促孕凉血膏贴神阙穴，每日一贴，连续贴七至十二日。

（六）湿热瘀阻型

症见：肢体沉重，尿频尿急，小便短赤，食欲缺乏，小腹冷痛拒按，腰骶坠痛，黄带量多，有异味。舌红苔黄而腻，脉弦数。

治法：清热利湿，化瘀散结。

方名：促孕除湿汤加减。

处方：鹿茸 3 ~ 6 g，鹿胎粉 3 ~ 9 g，菟丝子 6 ~ 9 g，淫羊藿 6 ~ 9 g，茯苓 9 ~ 12 g，桑寄生 3 ~ 6 g，白芍 6 ~ 30 g，莲子 6 ~ 9 g，当归 3 ~ 9 g，益母草 6 ~ 9 g，生地 6 ~ 9 g，香附 6 ~ 12 g，龟甲 3 ~ 9 g，地骨皮 3 ~ 6 g，元胡 6 ~ 9 g，车前子 3 ~ 6 g，菖蒲 3 ~ 6 g。加川军 9 g，黄芩 6 g，水煎服，每日一剂，鹿胎粉、鹿茸打粉，等分两份，用煎好的汤剂冲服，分早晚两次空腹服用，连续服两周，间隔两周为一疗程。视患者病情、症状及身体状况，在间隔期间使用霞天曲或抗生素治疗。

理疗措施：掐或针刺带脉，维道穴、五枢穴、带脉穴，不留针。每日一次，连续针三至七日。针刺冲脉，气冲、大赫、四满、阴交、商曲，每分钟泻针一次，连续泻三次，每日一次，连针三日。或针刺督脉，腰俞、悬枢、筋缩，不留针，每日一次，连针三日。针毕，用促孕凉血膏贴神阙穴和气穴，每日一贴，连续贴一周。

六、卵巢功能早衰

病因：卵巢功能早衰是指女性第二性征发育正常，在正常初潮后到四十周岁之间表现出闭经或性器官萎缩如图 4 - 1 - 7 所示，黄体生成素及卵泡刺激素异常升高，是一种较常见的以雌激素水平降低为特征的综合征。近年来早发性卵巢功能早衰在育龄妇女中发病率有逐渐增高的倾向，并且出现发病年轻化趋势，在不孕原因中所占比例逐渐增高。当前原因仍不明确。大多认为与遗传或免疫性疾病以及医源性因素，引起"下丘脑 - 垂体 - 卵巢轴"功能障碍有关。

症状：主要临床表现是停经，潮热，性功能减退，盗汗，

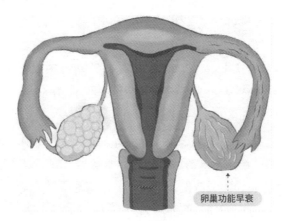

图 4 - 1 - 7   卵巢功能早衰

便秘，脱发，阴道分泌物减少，体重增加，乳房萎缩，色斑，焦虑，多疑，情绪低落、语言重复爱生气，对生活没有信心，悲观厌世等。

治疗：现代医学没有确切的治疗方法。主要是性激素治疗，促进性征发育，促使月经来潮，保护生殖功能，改善心理状态。一般主张做试管辅助生育。中医辨证论治有一定效果，对有生育要求的患者使用补肾法有成功案例。

中医对卵巢功能早衰的认识没有设立独立的病名，一般是在辨证分型上加以论述。如："肾元不足型""冲任失调型""肝肾两虚型""湿阻脉络型""气虚血瘀型"等。当前一般是在现代医学病名引导下利用中医理论辨证论治。

（一）肾元不足型

症见：白带清淡，质稀量多。月经不调，腰膝酸软，周身乏力，夜尿增多。未产妇，掌纹纷乱，小指奇短，悬雍异常或阙如者应考虑先天发育不良。

治法：补肾壮阳，行气活血。

方名：促孕全能汤（秘）加减。

处方：促孕全能汤（秘）加减。水煎服。每日一剂，分早晚两次空腹服用。连续服十四天，观察两周为一疗程。视患者病情、症状及身体状况，在治疗或观察期间使用西药治疗。也可用与促孕全能汤配方相近的中成药加维生素 E 等辅助治疗，效果显著。

理疗措施：灸带脉，维道、五枢、带脉穴，左右分别灸一桩，每日一次，连续灸三至七日。用双手轻推任脉，自中极穴、关元、石门、气海、阴交至神阙穴止，往复 30～90 次，每日一次，以皮肤有灼热感为度，连续推三至五日。推毕，用天癸膏贴神阙穴，每日一贴，连续贴七至十日。

典型病例摘要：张××，女，25 周岁，农民，结婚两年至今未孕。于 1993 年 9 月 7 日就诊。

患者自述：经医院用人工周期治疗，19 岁初潮，已婚三年未孕。不使用药物催经便停经。经量不定，时多时少，经医院检查，子宫偏小，发育不良。无任何不适。平时饮食偏少，有便秘。

体检：患者身高 1.7 米左右。偏瘦，精神可，肩宽臀窄，乳房发育差，脉细弱无力，舌苔白淡，舌质红。掌纹纷乱，小指偏短，悬雍异常。

诊断：肾元不足。

治疗：补肾壮阳，行气活血。自我掌摩乳房。灸带脉，维道穴、五枢穴、带脉穴，左右分别灸一桩，每日一次，连续灸三日。用天癸膏贴神阙穴，每日一贴，连续贴七至十四日。

处方：促孕全能汤（秘）口服两周，间歇两周，其间用黄体酮，每次 20mg 一日一次，连服五日。碳酸氢钠，维生素

E 服两周。重复上法，连续服用三个疗程后月经周期正常。后停用黄体酮，继续用药三个疗程，月经延后五天。又连续用药三个疗程，月经延后十天。继续服用两个疗程月经延后五天，经验孕显示怀孕。经保胎三个月，足月剖宫产一女婴。

病例分析：经医院用人工周期治疗 19 岁初潮，子宫偏小，肩宽臀窄，乳房发育差，说明患者不孕障碍处在生殖轴的"上端"。中医辨证为肾元不足。治疗需以补肾元为主，方用促孕全能汤，补肾壮阳。联合西药人工周期治疗，补充细胞营养，增强免疫能力。碳酸氢钠改变生殖通道环境。维生素 E 促进发育。辅助掌摩乳房，反馈调节生殖轴"上端"的经络功能。灸带脉，贴天癸膏，以增强对生殖轴"中、下端""天癸"及督带脉的调节。因患者正处在生育机能旺盛期，故效果明显，治疗调理近一年怀孕，虽然时间有点长，但此疗效让医患双方都十分满意。

（二）冲任失调型

症见：月经紊乱，神疲便溏，烦躁不安，寒热往来，乳房胀痛，口干咽燥，脉弦数。

治法：平衡阴阳，补肾调经。

方名：促孕固肾汤加减。

处方：鹿茸 3 ~ 6g，鹿胎粉 3 ~ 9g，菟丝子 6 ~ 9g，淫羊藿 6 ~ 9g，仙茅 3 ~ 6g，续断 3 ~ 6g，桑寄生 3 ~ 6g，茯苓 9 ~ 12g，白芍 6 ~ 30g，丹参 6 ~ 9g，红参 1 ~ 3g，当归 3 ~ 9g，熟地 6 ~ 9g，香附 6 ~ 12g，龟甲 3 ~ 9g，甘草 3 ~ 6g，川芎 3 ~ 6g，阿胶 6 ~ 10g。加女贞子 9g，水煎服，每日一剂，鹿胎粉、鹿茸打粉，等分两份，用煎好的汤剂冲服，分早晚两次空腹服用。连续服两周，观察两周为一疗程。视患者病情、症状及身体状况，在治疗或观察期间使用霞天膏和西药辅助治疗。

理疗措施：按或灸带脉，维道穴、五枢穴、带脉穴，左右分别灸一桩，每日一次，连续灸三日。用补法指推任脉，中极、关元、石门、气海、阴交至神阙止，往复 30~90 次，每日一次，连续指推三日。推毕，用天癸膏贴神阙穴，每日一贴，连续贴七至十二日。

典型病例摘要：张××，女，38 周岁，农民，本地人。于 1997 年 4 月 3 日就诊。

患者自述：16 岁初潮，有痛经史，婚后生一女孩，已经备孕二胎多年，至今未孕。备孕期间曾去过省级医院检查，一直未孕。平时月经不调，或多或少或闭经，身热、怕凉、怕热、烦躁不安，叹气抑郁，饮食无味，月经量多，时有头晕心悸，有时口干头疼。

体检：患者身高 1.6 米左右。体胖身重，掌大，面灰暗，精神不振，舌苔白，脉沉，悬雍异常。

诊断：冲任失调。

治疗：平衡阴阳，补肾调中。自我用补法指推任脉，中极、关元、石门、气海、阴交至神阙止，往复 60 次左右，每日一次，连推三日。推毕，用天癸膏贴神阙穴，每日一贴，连续贴一周。

处方：促孕固肾汤加减。减甘草、白芍，加女贞子 9 g，紫河车 9 g（打粉用汤剂冲服）。服两周停两周，其间用逍遥丸，维生素 E，碳酸氢钠，霞天膏。连续轮番服用四个疗程后怀孕，足月剖宫产一男婴。

病例分析：患者 16 岁初潮，悬雍异常，有痛经史，初潮偏晚，说明生殖轴"上端"有异常。有生育史又说明患者生殖功能已经恢复正常。备孕多年未孕，月经不调，或多或少或闭经，说明属于继发性生殖功能障碍。部位在生殖轴的"中、下端""天癸"和督带及气血范围。虽然中医辨证为冲任失调，为"上端"障碍，但"上端"障碍引起"中、下端"功能失调不可忽视。治疗以平衡阴阳，补肾调中为主。方用促孕固肾汤减甘草、白芍以减本方寒性。加女贞子补益肝肾，紫河车温肾补精，用补法指推任脉调节阴阳平衡，辅以西药加霞天膏以补气补血。本方的功效为补肾益脾、滋阴养血、平衡阴阳。针对性良好，四个疗程后怀孕，疗效迅速而满意。

（三）肝肾两虚型

症见：血虚经闭。腰骶酸痛，性欲减退，头晕失眠，心悸多梦，全身乏力，舌淡有齿痕，脉象缓。

治法：补肝肾，滋阴养血。

方名：促孕固肾汤加减。

处方：鹿茸 3~6g，鹿胎粉 3~9g，菟丝子 6~9g，淫羊藿 6~9g，仙茅 3~6g，续断 3~6g，桑寄生 3~6g，茯苓 9~12g，白芍 6~30g，丹参 6~9g，红参 1~3g，当归 3~9g，熟地 6~9g，香附 6~12g，龟甲 3~9g，甘草 3~6g，川芎 3~6g，阿胶 6~10g，鹿角 5g，紫河车 9g。水煎服，每日一剂，分早晚两次空腹服用。紫河车、鹿胎粉、鹿茸、鹿角合并一起打粉，分两等份，用煎好的汤剂冲服。连续服两周，观察两周为一疗程。视患者病情、症状及身体状况，在治疗或观察期间使用霞天膏和西药辅助治疗。

理疗措施：用补法掌摩或灸带脉，自维道穴、五枢穴、带脉穴左右分别灸一桩，每日一次，连续灸三日。鱼际擦任脉，中极、关元、石门、气海、阴交至神阙止，往复 30~90 次，每日一次，连续推三至五日。擦毕，用天癸膏贴神阙穴，每日一贴，连续贴一周。

典型病例摘要：王××，女，39周岁，农民，本地人。于2020年2月9日就诊。

患者自述：大约14岁月经来潮，23岁结婚，已有两个女孩。曾用过减肥产品。间断备孕多年，经多个医院检查，激素水平紊乱。月经逐渐减少，白带减少，时常停经。潮热，自汗，烦躁，无力，心悸失眠，腰痛腿软。中医中药治疗数月，至今未孕。

体检：患者精神欠佳，面潮红，舌淡红，苔薄白，乳房萎缩，脉缓迟，偶有结代脉。

诊断：肝肾两虚，气血衰弱。

治疗：补肾壮阳，行气活血。自我掌摩或灸带脉，自维道穴、五枢穴、带脉穴左右分别灸一桩，每日一次，连续灸三至五日。用天癸膏贴神阙穴，每日一贴，连续贴七至十二日。

处方：促孕固肾汤加减。减白芍、茯苓，加紫河车9g，服两周，观察两周为一疗程，连续服用三个疗程后，改用与促孕固肾汤相近成分的中成药加霞天膏，碳酸氢钠，继续服用一疗程怀孕。嘱其怀孕后禁止负重，严格禁食或慎食"最新妊娠禁忌"中的所有食物。产后报喜，足月生一男孩。

病例分析：患者面潮红，舌淡红，苔薄白，乳房萎缩，脉缓迟，偶有结代脉。症状明显有肝肾两虚，气血衰弱表现。已有两个女孩，说明生殖轴三端功能没有问题，当前的生殖障碍属于继发性改变。曾减肥，月经逐渐减少，白带减少，时常停经说明"天癸"已经衰退。中医辨证为肝肾两虚，气血衰弱。方用促孕固肾汤，减白芍、茯苓以减小本方寒性。加紫河车以增强本方的温补肾经功能。辅以霞天膏以增强补性，消除受孕通道瘀阻。灸带脉，贴天癸膏以调节督带失调。四个疗程后怀孕疗效迅速，实属超出医患预料。

（四）湿阻脉络型

症见：关节酸痛，活动不利，小便浑浊，大便稀黏，月经不调。

治法：除湿通络。

方名：促孕除湿汤加减。

处方：鹿茸3~6g，鹿胎粉3~9g，菟丝子6~9g，淫羊藿6~9g，茯苓9~12g，桑寄生3~6g，白芍6~30g，莲子6~9g，当归3~9g，益母草6~9g，生地6~9g，香附6~12g，龟甲3~9g，地骨皮3~6g，元胡6~9g，车前子3~6g，菖蒲3~6g。湿重者减益母草9g，加薏米9g，紫河车6g，水煎服，每日一剂。紫河车与鹿胎粉，鹿茸打粉，用剪好的汤剂冲服，分早晚两次空腹服用。连续服十四天，观察两周为一疗程。视患者病情、症状及身体状况，在治疗或观察期间使用霞天曲及西药辅助治疗。

理疗措施：用补法拿或针刺带脉，维道穴、五枢穴、带脉穴，不留针。每日一次，连续针三至七日。针刺冲脉，气冲、大赫、四满、阴交、商曲，每五分钟泻针一次，连续泻三次，每日一次，连续针三至七日。或针刺督脉，腰俞、悬枢、筋缩，不留针，每日一次，连续针三至七日。针毕，用促孕凉血膏贴神阙穴和气穴，每日一贴，连续贴一至两周。

典型病例摘要：沈××，女，39周岁，农民。于1988年11月27日就诊。

患者自述：17岁月经初潮，结婚两年后生一女孩，备孕十年未孕，中间曾放弃多年，已经领取独生子女证和补助。平时月经延后，量多色淡，质稠，或量少或闭经。腰酸腿痛，乏力，饮食无味，时而身热，烦躁，出汗，焦虑健忘。

体检：患者体胖，面灰暗，舌淡苔黄，脉沉。

诊断：湿阻脉络。

治疗：除湿通络调经。自我拿或捏带脉，用促孕凉血膏贴神阙穴和气穴，每日一贴，连续贴一周。

处方：促孕除湿汤加减。减白芍、车前子，加紫河车9 g与鹿胎粉、鹿茸合并一起打粉，等分两份，用煎好的汤剂冲服。连续服用两周，停两周为一疗程。其间用霞天曲、益母草颗粒、逍遥丸两周。促孕凉血膏贴神阙穴和气穴，每日一贴，连续贴一至两周。上法连续循环用三个疗程后怀孕，足月生一女孩。

病例分析：患者17岁月经初潮，初潮偏晚，生殖轴"上端"障碍的可能性很大。结婚两年后生一女孩，说明"上端"障碍已经解除，但备孕十年未孕问题就很大了。患者体胖，面灰暗，舌淡苔黄，脉沉，这很明显是生殖轴"中端"的"天癸"障碍的表现。月经延后，量多色淡，或量少或闭经，时而身热，烦躁，出汗，焦虑健忘，根据中医辨证为湿阻脉络之象。方用促孕除湿汤，化瘀除湿、清热活血，减白芍、车前子以减小上方的寒性，以防清利过度。加紫河车以增强温肾补精之功。三个疗程后怀孕，疗效迅速，出乎医患预料。

（五）气虚血瘀型

症见：闭经，或月经推迟，下腹坠胀，带下色黄，身热烦躁，舌暗苔黄，脉浮无力。

治法：益气活血通经。

方名：促孕活血汤。

处方：鹿茸3~6 g，鹿胎粉3~9 g，红参1~6 g，菟丝子

6～9g，淫羊藿6～9g，阿胶6～10g，龟甲3～9g，仙茅3～6g，茯苓9～12g，丹参6～9g，钩藤3～6g，当归3～9g，益母草6～9g，熟地6～9g，香附6～12g，元胡6～9g，木香3～6g，川芎3～6g，赤芍6～9g。气虚重者减川芎、木香、元胡，加紫河车9g，水煎服，每日一剂。紫河车，鹿胎粉、鹿茸合并一起打粉，等分两份，用煎好的汤剂冲服，分早晚两次空腹服用。连续服两周，观察两周为一疗程。视患者病情、症状及身体状况，在治疗或观察期间使用霞天膏或西药辅助治疗。

理疗措施：灸或用补法掌摩带脉，自维道、五枢至带脉穴，左右同时轻推30～90次，以皮肤有热感为度，每日一次，连续掌摩三至五日。用补法鱼际推或灸任脉，中极、石门、阴交、神阙、建里各一桩，每日一次，连续灸三日。或针冲脉，气冲、气穴、中注，不留针。针毕，用促孕活血膏贴神阙穴和气穴，每日一贴，连续贴七至十二日。

典型病例摘要：任××，女，26周岁，农民，本地人。于1985年12月1日就诊。

患者自述：15岁月经初潮，平素健康，月经延后，量少，色淡，质稀有黄水样液体，痛经，乳胀，身痛。小腹喜按，怕凉喜热，饮食无味。已婚两年未孕。

体检：患者精神差，面色黄，消瘦，舌质淡，胎薄白，脉细缓。

诊断：气虚血瘀。

治法：益气补血通经。掌摩带脉，自维道、五枢至带脉穴，左右同时轻推30～90次，以皮肤有热感为度，每日一次，连续掌摩三至五日。用促孕活血膏贴神阙穴，每日一贴，连续贴一周。

处方：促孕活血汤。减川芎、木香、元胡，加紫河车9g

与鹿胎粉、鹿茸合并打粉，等分两份，用煎好的汤剂冲服。连服两周，间隔两周为一疗程。一疗程后诸症均减轻，遵循有效不改方的原则，连续服用四个疗程后怀孕，足月产一男婴。

病例分析：患者精神差，面色黄，有明显气虚表现。月经延后，量少，色淡，痛经，乳胀，身痛为血瘀之症。虽两年未孕，但正值生育旺盛期，治疗相对较易。施以益气活血通经之法。方用促孕活血汤，通经活络、补脾养血、调节阴阳。减川芎、木香、元胡以防引起阴虚火旺，加紫河车以增强温肾补精之功，掌摩带脉以调节经络失调，促孕活血膏贴神阙穴以助活血功效。四个疗程后怀孕，疗效颇佳，医患双方都很满意。

第二节　引起不孕不育的第二大因素 ——输卵管异常

正常输卵管外形为椭圆形半弯曲状态，输卵管伞端可以活动拾卵，如图 4 - 2 - 1 所示。输卵管病变大多是由炎症引起，属于盆腔炎范畴。输卵管异常是妇科不孕不育的常见病。输卵管疾病是引起精、卵受孕通道不畅的主要因素，因此是导致不孕的重要因素。

输卵管炎的治疗原则：输卵管炎有多样性表现，如图 4 - 2 - 2 所示，轻重不一，因此要细心斟酌，中西医并用。重症，首先以治病为主，促孕辅之，症状减轻或消失后，再以促孕为主，治病辅之。重型者如输卵管不通、闭锁等，首先以治病为主，使用现代医学治疗，辅助中西药并用的方法。轻型输卵管炎单用以中药促孕为主的辨证论治即可。

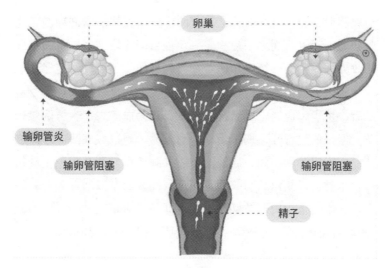

图 4 - 2 - 1　输卵管病变

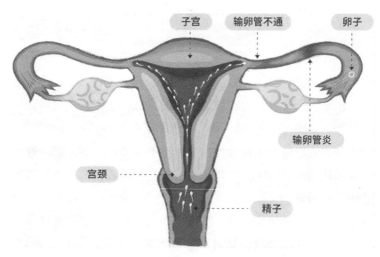

图 4 - 2 - 2　输卵管炎

病因：中医认为，输卵管炎主要由热毒和湿毒所致。正气不足，邪入冲、任、带脉，结于胞络是主要原因。

输卵管炎症、粘连、不通或纤细都是造成不孕的重要原因。输卵管炎大多是由多重微生物经阴道感染所致，部分非感染性炎症也需引起重视。导致输卵管炎的主要微生物包括：厌氧菌、需氧菌、支原体、衣原体、淋病等性传播病原体、奈瑟菌、沙眼衣原体，结核分枝杆菌等。非妊娠期和产褥感染途径一般是沿生殖道黏膜上行感染蔓延。从阴道、宫颈、子宫内膜、输卵管黏膜至卵巢，乃至腹腔。不洁性交，不洁或过度外阴、阴道冲洗是主要原因。

流产，产褥期，宫腔镜、输卵管造影术，宫内节育器，月经期性交，性乱，过度清洗阴道等都是经淋巴系统感染的主要原因。途径是从外阴、阴道、宫颈及子宫体创面，经淋巴管侵入盆腔的结缔组织及输卵管伞端及卵巢。另外，邻近器官炎症蔓延，全身性疾病如菌血症、败血症等也可引起输卵管炎症。经淋巴系统感染的主要病原微生物有链球菌、大肠埃希菌、厌氧菌等。输卵管炎蔓延至腹腔后也可感染其他脏器。容易引起输卵管炎的微生物大多为正常寄居于女性生殖道内，只有在损伤或免疫力降低时才可致病。

症状：输卵管炎的临床表现差别很大，轻症可无症状。一般常见的症状有痛经、炎症侧下腹坠痛，及不孕等。痛经的主要原因是输卵管的炎症导致盆腔出血，从而引起痛经。因输卵管和卵巢相邻，输卵管发生病变之后会影响到卵巢功能，导致月经不调，还可能会引起阴道的不规则出血。常见症状还有阴道分泌物增多，月经紊乱，下腹痛、不适感和坠胀感等。重度感染可有高热、头疼、寒战，下腹持续性疼痛，性交疼痛加重。胃纳差，下腹部压痛、反跳痛，腹肌紧张、肠鸣音减弱或消失。阴道黏膜充血，水肿、举痛、压痛明显，可有不规则出血，少数患者可有大量出血，引起血压下降、面色苍白、冷汗、休克等危重症状。轻症和重症都是引起输卵管粘连、积水、阻塞的主要原因。

治疗：现代医学主要治疗手段是敏感抗生素治疗。一般在重症输卵管炎发作期要求备孕者少，在此我们只研究以备孕为主题的治疗方法。

中医辨证论治：中医对输卵管炎的认识没有设立独立的病名，一般是在辨证分型上加以论述。如"阳虚内寒型""寒湿阻滞型""湿热瘀滞型""热毒炽盛型"等。当前一般是在现代医学病名引导下，利用中医理论辨证论治。

输卵管异常的理疗原则：虚证者，灸、鱼际擦或摩带脉。用补法推、灸、鱼际擦或摩任脉，外敷天癸膏。实证者，针，掐、按、推、捏，拿或指按冲脉或督脉。用泻法推或拿带脉，贴促孕凉血膏。寒证者，灸、摩、鱼际擦或运带脉，灸、鱼际擦或摩任脉，贴促孕活血膏。热证者，针，掐、按、推、捏，拿带脉或冲脉，贴促孕凉血膏。混合证者需根据患者身体状况酌情组合理疗处方。

一、阳虚内寒型

症见：小腹隐痛，怕凉喜热，喜按。腰酸腿软，带下量多，小便频数清长，舌淡、苔白薄，脉沉等。

治法：补肾祛寒。

方名：促孕固肾汤。

处方：鹿茸 3~6 g，鹿胎粉 3~9 g，菟丝子 6~9 g，淫羊藿 6~9 g，仙茅 3~6 g，续断 3~6 g，桑寄生 3~6 g，茯苓 9~12 g，白芍 6~30 g，丹参 6~9 g，红参 1~3 g，当归 3~9 g，熟地 6~9 g，香附 6~12 g，龟甲 3~9 g，甘草 3~6 g，川芎 3~6 g，阿胶 6~10 g。偏内寒者减茯苓、桑寄生，加小茴香 6 g。

水煎服，每日一剂。鹿胎粉、鹿茸合并打粉，用煎好的汤剂冲服，分早晚两次空腹服用。连续服两周，观察两周为一疗程。视患者病情、症状及身体状况，在治疗或观察期间使用霞天膏和西药辅助治疗。

理疗措施：掌摩或灸带脉，自维道穴、五枢穴、带脉穴左右分别灸一桩，每日一次，连续灸三日。掌摩或鱼际擦任脉，中极、关元、石门、气海、阴交至神阙止，往复 30～90 次，每日一次，连续鱼际擦三至七日。擦毕，用天癸膏贴神阙穴，每日一贴，连续贴一周。

典型病例摘要：王明×，女，41 周岁，职工，本地人。于 2018 年 6 月 7 日就诊。

患者自述：13 岁月经初潮，25 岁结婚，婚后有一女孩已经 11 周岁。七年前因卵巢囊肿做右侧附件切除手术。已经备孕四年，曾经中药治疗数年，西医专科检查为输卵管炎，治疗至今未孕。平时月经周期尚准，月经量少，质稀色淡，白带增多，经期乏力明显，少腹怕凉，喜热喜按。

体检：患者面色暗，精神欠佳，明显疲惫。舌淡苔白，脉缓无力。

诊断：阳虚内寒。

治疗：补肾祛寒。自我灸带脉，自维道穴、五枢穴、带脉穴左右分别灸一桩，每日一次，连续灸三日。用天癸膏贴神阙穴，每日一贴，连续贴十二日。

处方：促孕固肾汤加减。加小茴香 9 g，紫河车 9 g 合并打粉，等分两份用煎好的汤剂冲服，连续服用两周，观察两周为一疗程。因中草药奇缺，改为与促孕固肾汤配方相近的中成药，加调经促孕丸，霞天膏。连续服用两周，观察两周，再继续下一个疗程。用药三个疗程后怀孕。嘱其禁止负重，严格禁食刺激性食物。产后报喜生一男孩。

病例分析：患者 41 周岁，已经是生育晚期。面色暗，精神欠佳，明显疲惫属于气血两虚之征。患者处在生育晚期，受孕概率本来就很低，加之右侧附件切除手术，生殖能力又减少了一半，因此治疗难度很大。用促孕固肾汤，补肾益脾、滋阴养血、平衡阴阳。加小茴香、紫河车以增强温补功效。霞天膏增强补虚功效。在受孕概率如此小的情况下，三个疗程后怀孕。虽然其中有平时治疗的延迟疗效，但如此高龄又是单侧附件切除患者，迅速怀孕，让患者和医者感到惊喜。

二、寒湿阻滞型

症见：小腹冷痛，拒按。遇热痛减，遇凉痛甚，腰骶坠胀酸痛。带下量多，色淡质稀，后期色紫暗，有块状凝血。舌苔白薄，脉沉迟。

治法：养血活血，祛寒除湿。

方名：促孕祛寒汤。

处方：鹿茸 3~6g，鹿胎粉 3~9g，菟丝子 6~9g，淫羊藿 6~9g，桃仁 6~9g，丹参 6~9g，覆盆子 9~12g，枸杞子 3~9g，黄芪 9~12g，鸡血藤 6~10g，阿胶 6~10g，红参 1~3g，当归 3~9g，熟地 6~9g，香附 6~12g，龟甲 3~9g，木香 3~6g，肉桂 3~6g，川芎 3~6g。减桃仁、木香，水煎服，每日一剂。鹿胎粉、鹿茸合并打粉，等分两份，用煎好的汤剂冲服，分早晚两次空腹服用。连续服十四天，间隔两周为一疗程。视患者病情、症状及身体状况，在间隔期间使用霞天膏和全量抗生素治疗。

理疗措施：灸或用补法掌摩带脉，双手同时自维道、五枢至带脉轻推 30~90 次，以皮肤灼热为度，每日一次，连续掌摩三至五日。推捏或灸任脉，中极、石门、神阙、下脘各一桩，每日一次，连续灸三日。灸毕，用促孕活血膏贴神阙穴和气穴，每日一贴，连续贴一周。

典型病例摘要：张××，女，36周岁，农民，泰安人。于2019年10月18日就诊。

患者自述：已婚十年，生一女孩，五年前备孕，曾宫外孕保守治疗。后来经中西医治疗，做输卵管通水术，输卵管造影，报告单提示左侧输卵管狭窄积水，右侧输卵管通而不畅。月经周期尚准，量小色紫，有血块，白带增多，小腹怕凉，怕震。经多方治疗日久，因至今未孕就诊。

体检：见患者面色暗，精神疲惫，舌白厚，小腹拒按，脉迟紧。

诊断：寒湿阻滞。

治疗：养血活血，祛寒除湿。自我掌摩带脉，双手同时自维道、五枢至带脉穴，轻推30～90次，以皮肤有灼热感为度，每日一次，连续推三至七日。用促孕活血膏贴神阙穴和气穴，每日一贴，连续贴十四日。

处方：促孕祛寒汤加减。连续用五剂，后改用与促孕祛湿汤相近的中成药，加调经促孕丸，服两周，停十四日。间歇期间用霞天曲、阿奇霉素（全量一周）再进行下一个疗程，连续四个疗程后怀孕。嘱其禁止负重，严格禁食或慎食"最新妊娠禁忌"中的食物。

病例分析：患者备孕五年未孕，有宫外孕史。虽有生育史，但检查结果显示左侧输卵管狭窄积水，右侧输卵管通而不畅。说明受孕障碍为生殖轴的"中端""天癸"及带脉瘀阻，并且是器质性障碍。中医辨证为寒湿阻滞。治以补肾养血、温经化瘀为主，辅以健脾祛寒。方用促孕祛寒汤。小腹拒按，考虑有炎性反应，加阿奇霉素抗菌消炎，霞天曲祛痰祛湿。自我掌摩带脉有调节经络作用，促孕活血膏增强活血功效。整个处方的功效对患者病情有较好的针对性，因此效果显著，短短四个疗程便怀孕。

三、湿热瘀滞型

症见：发热恶寒，尿频尿急，食欲缺乏，小腹冷痛拒按，腰骶坠痛。黄带量多，有异味。舌红苔黄而腻，脉弦数。

治法：清热除湿，化瘀通络。

方名：促孕散结汤。

处方：鹿茸3~6g，鹿胎粉3~9g，淫羊藿6~9g，黄芩6~9g，白芍6~30g，生地6~9g，母草6~9g，元胡6~9g，白术3~9g，甘草3~6g，续断3~6g，茯苓9~12g，川军6~9g。湿重者减白术加黄芩9g。水煎服，每日一剂，鹿胎粉、鹿茸合并打粉，用煎好的汤剂冲服，分早晚两次空腹服用。连续服两周，间隔两周为一疗程。视患者病情、症状及身体状况，在间隔期间使用霞天曲或全量抗生素治疗一周。

理疗措施：针或推带脉，自带脉、五枢、维道穴左右轻推30~90次，以皮肤有灼热感为度，每日一次，连续推三至五日。用泻法拿或针刺冲脉，气冲、大赫、四满、阴交、商曲，每五分钟泻针一次，连续泻三次，每日一次，连续针三至七日。针毕，用促孕凉血膏贴神阙穴和气穴，每日一贴，连续贴七至十二日。

典型病例摘要：李×，女，33周岁，售货员，泰安人。于2020年7月8日就诊。

患者自述：婚后不孕治疗四年，曾宫外孕保守治疗，经医生建议放弃备孕一年。

体检：患者正值月经期，量少色深，腹部伴有明显压痛，腰酸，头晕口干，舌红苔黄，脉弦数。

诊断：湿热下注、内瘀经络。

治法：清热除湿、化痰散结、行气通经。自我推带脉，自带脉、五枢、维道穴左右轻推 30～90 次，以皮肤有灼热感为度，每日一次，连续推三至七日。用促孕凉血膏贴神阙穴和气穴，每日一贴，连续贴七至十二日。

处方：促孕除湿汤。因中草药奇缺，后改用与促孕除湿汤相近配方的中成药，加调经促孕丸，碳酸氢钠，阿奇霉素（服一周）。服用两周，观察两周为一疗程，连服五个疗程后怀孕。嘱其怀孕后严格禁食或慎食"最新妊娠禁忌"中的所有食物，禁止负重。产后报喜，足月生一男孩。

病例分析：输卵管炎是生殖障碍的"中端"疾病，在不孕病例中占很大比例。患者婚后不孕治疗四年，并且有宫外孕史，这说明患者在宫外孕前就有输卵管炎症。中医辨证为湿热下注、内瘀经络。治以清热除湿、化痰散结、行气通经。方用鹿胎膏、调经促孕丸，辅以阿奇霉素，碳酸氢钠以补中药抗炎和速效的短板。加理疗调节经络。本患者为全中成药加西药辅助治疗，三个疗程后怀孕，疗效显著，医患都十分满意。

四、热毒炽盛型

症见：产后或经期突然高烧，寒战，尿急、尿痛，大便秘结，小腹两侧剧烈疼痛，拒按怕震动，牵涉至腰骶，带下量多，似脓血样，有臭秽异味。舌红，苔黄燥。脉数。

治法：清热解毒，除湿通便。

方名：促孕解毒汤。

处方：鹿茸 3～6 g，鹿胎粉 3～9 g，淫羊藿 6～9 g，黄芩

6～9g，白芍6～30g，生地6～9g，益母草6～9g，元胡6～9g，白术3～9g，甘草3～6g，续断3～6g，茯苓9～12g，川军6～9g，栀子6～9g。偏热者减鹿茸，白术，加连翘9g，苦参9g。水煎服，每日一剂。鹿胎粉打粉，等分两份，用煎好的汤剂冲服，分早晚两次空腹服用。连续服两周，间隔两周为一疗程。根据患者病情、症状及身体状况，体温升高者停止备孕，在间隔期间使用霞天曲和全量抗生素治疗。

理疗措施：针刺带脉，维道、五枢、带脉穴，不留针，每日一次，连续针三日。针冲脉，气冲、大赫、气穴、阴交，每五分钟泻针一次，连续泻三次。每日一次，连续针三日。或用泻法推冲脉，从商曲至横骨用双拇指向下推30～90次，以皮肤有灼热感为度，每日一次，连续推三至五日。推毕，用促孕凉血膏贴神阙穴和气穴，每日一贴，连续贴五至七日。

典型病例摘要：刘×，女，27周岁，农民，莱芜人。于1990年7月12日就诊。

患者自述：结婚三年未孕，中药治疗半年，经现代医学检查数次，在地区医院检查为输卵管通而不畅。月经延后，经量或多或少，淋漓不尽，经色红，质稠有块，带下色黄，有血丝，痛经，腰痛，大便干燥，腹部拒按。

体检：患者偏胖，面色晦暗，精神欠佳，小腹拒按，怕震动。舌质淡红，苔黄有瘀斑，脉紧。

诊断：热毒炽盛。

治疗：清热解毒，除湿通便。自我拿带脉，维道穴、五枢穴，每日一次，连续拿三日。用促孕凉血膏贴神阙穴和气穴，每日一贴，连续贴一周。

处方：促孕排毒汤加减，减鹿茸加连翘9g，苦参9g。水煎服，每日一剂，鹿胎粉打粉，用煎好的汤剂冲服，分早晚两次空腹服用。停止备孕，经期开始用药，原方服用两周，观察两周为一疗程。观察期间用全量阿奇霉素治疗一至两周。症状消失后开始备孕。上方服用三个疗程后怀孕。

病例分析：患者婚后三年未孕，医学检查为输卵管通而不畅（炎症），此患者为明显的生殖轴"中端"障碍。月经延后，经量或多或少，淋漓不尽，带下色黄，有血丝，为明显的热毒炽盛表现。治以清热解毒，除湿通便。方用促孕排毒汤，减鹿茸加连翘、苦参以增强清热散结之功。因小腹拒按，怕震动，有明显的炎症表现，因此停止备孕加阿奇霉素全量治疗两周后，再继续服用上方三个疗程后怀孕。从此患者的治疗方案可以看出，对于有明显炎症的患者，用中西药结合疗法效果明显可靠。

第三节　引起不孕不育的第三大因素
——宫颈、子宫异常

宫颈和子宫是孕育生命的主要器官，如图 4 - 3 - 1 所示。子宫的生理变化是随卵巢激素的变化而变化的。雌激素和孕激素可以促进子宫内膜生长和脱落引起月经。

宫颈与子宫疾病的治疗原则：宫颈和子宫疾病有多样性表现，轻重不一，因此要细心斟酌，中西药并用。首先以治病为主，促孕辅之，症状减轻或消失后，再以促孕为主，治病辅之。重型如宫颈炎，子宫内膜炎等，应首先使用现代医学抗感染治疗后，再用中西药并用的方法治疗。轻型单用以中药促孕为主的辨证治疗即可。

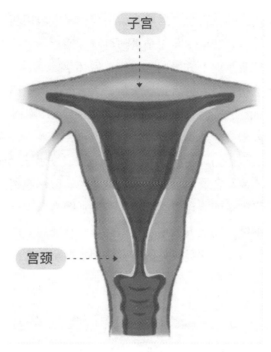

图 4 - 3 - 1　宫颈和子宫

一、宫颈

宫颈的作用是抵御病原体入侵，防止感染，让精子有条件通过。宫颈和子宫在生殖过程中有着重要作用。

（一）宫颈炎

病因：宫颈炎是指子宫阴道部和子宫颈管黏膜炎症，如图 4 - 3 - 2 所示。一般为病原体感染，也有因宫颈组织细胞损伤或长期受到刺激引起的炎性反应。宫颈炎是引起感染性蔓延的重要原因，在不孕原因中也占一定比例。

引起宫颈炎的病原体大多为衣原体、奈瑟菌及淋病等性传播病原体。感染原因一般与不规范的妇科检查、清洗损伤和不洁性交以及免疫功能减退有关。另外，激素失调也可引起宫颈组织炎性反应。

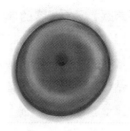

图 4 - 3 - 2 宫颈炎

（二）宫颈囊肿

宫颈囊肿：病原体感染引起宫颈囊肿的概率不大，大多属于生理性变化，小的囊肿对受孕影响不大，因此以中药促孕为主辨证论治即可。

宫颈糜烂：宫颈糜烂不属于病理表现，属于生理变化，对生殖影响也不大，以中药辨证论治促孕治疗即可。

人乳头状瘤病毒（HPV）感染：一般对受孕影响不大，但在备孕期重度复合感染，需要先治疗病毒感染，条件允许后再进行备孕治疗。

宫颈炎的症状：大多无明显症状。主要症状是阴道分泌物增多，白带增多，有异味，呈脓性，色淡黄，性交出血、疼痛。重度感染者有尿急尿痛症状。宫颈检查有局部充血、水肿、坏死、上皮变性，黏膜下组织、腺体见中性粒细胞浸润，腺腔内有脓性分泌物等。慢性宫颈炎属于急性炎症后的慢性迁延。

治疗：选择敏感抗生素治疗。有性传播病原体者要双方治疗。在必要条件下做特殊传染病检查如梅毒螺旋体等。

中医辨证论治：中医对宫颈炎和宫颈囊肿的认识没有设立独立的疾病名称，一般是用辨证分型论述。如："肾气不足型""脾气虚寒型""湿热下注型""热毒蕴结型"等。当前一般是在现代医学病名引导下利用中医理论辨证论治。

宫颈、子宫异常的理疗原则：虚证者，灸、鱼际擦或摩带脉。用补法推、灸、鱼际擦或摩任脉，外敷天癸膏。实证者，针、掐、按，推、捏，拿或指按冲脉或督脉，用泻法推或拿带脉，贴促孕凉血膏。寒证者，灸、摩、鱼际擦或运带脉。灸、鱼际擦或摩任脉，贴促孕活血膏。热证者，针、掐、按，推、捏，拿带脉或冲脉，贴促孕凉血膏。混合证者需根据患者身体状况酌情组合理疗处方。

1. 肾气不足型

症见：白带清淡，质稀量多。腰膝酸软，周身乏力，夜尿增多。

治法：补肾益气。

方名：促孕固肾汤。

处方：鹿茸 3～6g，鹿胎粉 3～9g，菟丝子 6～9g，淫羊藿 6～9g，仙茅 3～6g，续断 3～6g，桑寄生 3～6g，茯苓 9～12g，白芍 6～30g，丹参 6～9g，红参 1～3g，当归 3～9g，熟地 6～9g，香附 6～12g，龟甲 3～9g，甘草 3～6g，川芎 3～6g，阿胶 6～10g。减白芍、甘草，加紫河车9g与鹿胎粉、鹿茸合并一起打粉，等分两份，用煎好的汤剂冲服，每日一剂，分早晚两次空腹服用。连续服两周，观察两周为一疗程。可根据患者体质状况，在治疗或观察期间使用霞天膏和西药辅助治疗。

理疗措施：灸带脉，自维道穴、五枢穴、带脉穴左右分别灸一桩，每日一次，连续灸三日。用指按或掌摩任脉，自中极、关元、石门、气海、阴交至神阙穴止，往复 30～90 次，每日一次，连续推三至五日。按摩毕，用天癸膏贴神阙穴，每日一贴，连续贴七至十二日。

典型病例摘要：解××，女，33 周岁，职工，泰安人。

于 2018 年 4 月 7 日就诊。

患者自述：已经结婚九年，生一个女孩。平时月经周期正常，月经量少质淡，无痛经史。备孕两年未孕，经地区医院体检，为宫颈炎、宫颈囊肿，已治疗两年，至今未孕。

体检：患者体瘦，手凉，脉细无力，舌质淡，苔薄白。

诊断：肾气不足。

治疗：补肾益气。自我摩带脉诸穴，用天癸膏贴神阙穴，每日一贴，连续贴一周。

处方：促孕固肾汤加减。减白芍、甘草，加紫河车 12 g，连续服十四天。紫河车，鹿胎粉与鹿茸合并打粉，等分两份，用煎好的汤剂冲服。间歇两周，其间用调经促孕丸、霞天膏、鹿胎膏，连续用三个疗程后怀孕，产后报喜足月产一男孩。

病例分析：患者备孕两年未孕，已经确诊为宫颈炎、宫颈囊肿。属于生殖轴"中、下端"障碍，相对于"中、上端"障碍治疗难度相对较小。患者体瘦，手凉，脉细无力，舌质淡，苔薄白。中医辨证为肾气不足，治以补肾益气。用促孕固肾汤，减白芍、甘草以减凉之性，加紫河车以增强温肾补精、益气养血功效。用霞天膏以助补虚。两年未孕，而服用上方三个疗程便怀孕，疗效迅速可见。

2. 脾气虚寒型

症见：困顿乏力腰酸，白带增多，量大色黄。

治法：健脾祛寒。

方名：促孕祛寒汤。

处方：鹿茸 3~6 g，鹿胎粉 3~9 g，菟丝子 6~9 g，淫羊藿 6~9 g，桃仁 6~9 g，丹参 6~9 g，覆盆子 9~12 g，枸杞子 3~9 g，黄芪 9~12 g，鸡血藤 6~10 g，阿胶 6~10 g，红参 1~3 g，当归 3~9 g，熟地 6~9 g，香附 6~12 g，龟甲 3~9 g，木

香 3～6g，肉桂 3～6g，川芎 3～6g。减桃仁、木香、丹参，加鸡内金 9g，水煎服，每日一剂。鹿胎粉、鹿茸合并打粉，等分两份，用煎好的汤剂冲服，分早晚两次空腹服用。连续服十四天，观察两周为一疗程。视患者病情、症状及身体状况，在观察期间使用霞天膏或西药辅助治疗。

理疗措施：用补法掌摩带脉，双手同时自维道、五枢至带脉轻摩 30～90 次，以皮肤有灼热感为度，每日一次，连续掌摩三至五日。灸任脉，中极、石门、神阙，下脘各一桩，每日一次，连续灸三日。灸毕，用促孕活血膏贴神阙穴和气穴，每日一贴，连续贴一至两周。

典型病例摘要：高×，女，35 周岁，农民，临沂人。于2017 年 8 月 24 日就诊。

患者自述：13 岁左右初潮，婚后生一女孩，月经后期，自生产后痛经，月经量少色暗，或量多质稀，色淡红或暗黑，白带增多，色黄，性交有血丝，小腹冷痛，饮食无味，全身无力，喜热喜按，阴部冷，白带清稀，经县级医院检查为宫颈糜烂、宫颈囊肿。

体检：患者偏瘦，面色暗，明显乏力，舌淡，苔薄白，脉细弱无力。

诊断：脾气虚寒。

治疗：健脾祛寒、活血调经。自我用补法摩带脉诸穴。用促孕活血膏贴神阙穴，每日一贴，连续贴七至十二日。

处方：促孕祛寒汤。原方服用两周，停两周，其间用鹿胎膏。连续四个疗程后怀孕。嘱其严格按"最新妊娠禁忌"忌口，禁止负重。

病例分析：此患者 13 岁初潮，有生育史，说明生殖轴各端正常。但自生产后痛经，月经色淡红或暗黑，白带增多，色黄，性交有血丝，很明显为继发性生殖障碍。小腹冷痛，饮食无味，全身无力，很明显为脾气虚寒之兆。因此用促孕祛寒汤加鹿胎膏辅助治疗得到了满意的疗效。

3. 湿热下注型

症见：阴痒、烦热、口苦，白带量多色黄。舌红，脉数滑。

治法：祛湿止痒。

方名：促孕除湿汤加减。

处方：鹿茸 3～6g，鹿胎粉 3～9g，菟丝子 6～9g，淫羊藿 6～9g，茯苓 9～12g，桑寄生 3～6g，白芍 6～30g，莲子 6～9g，当归 3～9g，益母草 6～9g，生地 6～9g，香附 6～12g，龟甲 3～9g，地骨皮 3～6g，元胡 6～9g，车前子 3～6g，菖蒲 3～6g。上方减莲子加白术 9g，木香 6g，甘草 6g。水煎服，每日一剂，分早晚两次空腹服用。连续服十四天，观察两周为一疗程。视患者病情、症状及身体状况，在观察期间使用霞天曲或足量抗生素治疗。

理疗措施：针刺带脉，维道穴、五枢穴、带脉穴，不留针。每日一次，连续针三至七日。针刺冲脉，气冲、大赫、四满、阴交、商曲，每五分钟泻针一次，连续泻三次，每日一次，连续针三至七日。或针刺督脉，腰俞、悬枢、筋缩，不留针，每日一次，连续针三至七日。针毕，用促孕凉血膏贴神阙穴和气穴，每日一贴，连续贴一至两周。

典型病例摘要：巩××，女，27 周岁，农民，泰安人。于 2019 年 8 月 13 日就诊。

患者自述：已婚两年，曾人工流产，经中药治疗一年余未孕。经县医院检查为宫颈糜烂、宫颈囊肿，因治疗一年仍未孕就诊。平时月经提前，量多，白带增多，有血丝，气味异常。

阴部湿痒，痛经，性交痛，有少量出血。

体检：患者体胖，面暗，舌胖大，苔厚白，有瘀斑，脉数、沉紧。

诊断：湿热下注。

治疗：祛湿凉血、止痒。自我交替拿、捏任脉诸穴。用促孕凉血膏贴神阙穴，每日一贴，连续贴十二日。

处方：促孕除湿汤。服用三剂后因中草药奇缺，改用与促孕除湿汤配方相近的中成药加调经促孕丸，霞天曲治疗（一周），诸药连续用两周，观察两周为一疗程。一周后用阿奇霉素（全量一周），逍遥丸两周。连续用此法三个疗程后怀孕。嘱其怀孕后严格禁食或慎食"最新妊娠禁忌"中所有食物，禁止负重。

病例分析：患者已婚两年，曾人工流产，说明生殖系统没有问题，为继发性不孕。经县医院检查已经找到病因为宫颈囊肿、宫颈糜烂。宫颈障碍，近年来发病有增多趋势，原因不明。但宫颈糜烂不属于疾病，属于生理现象，对生殖影响甚微。宫颈囊肿对生殖有一定影响，属于生殖轴的"下端"疾病，治疗相对容易。

中医辨证为湿热下注。治疗一般采用祛湿凉血，用促孕除湿汤，清热活血、化瘀散结。辅助阿奇霉素消除炎症，霞天曲，祛湿、祛痰。交替拿、捏任脉以调节阴阳平衡。三个疗程后怀孕，效果十分明显，医患满意。

4. 热毒蕴结型

症见：白带增多，色黄黏稠，有血丝，有臭秽味。腰痛烦闷。舌紫脉弦。

治法：清热解毒，除烦利湿。

方名：促孕凉血汤。

处方：鹿茸 3～6 g，鹿胎粉 3～9 g，白芍 6～30 g，生地 6～9 g，当归 3～9 g，益母草 6～9 g，元胡 6～9 g，甘草 3～6 g，续断 3～6 g，茯苓 9～12 g，香附 6～12 g，龟甲 3～9 g，地骨皮 3～6 g，丹皮 6～9 g，白术 3～9 g。上方减续断、地骨皮，加川军 6 g。水煎服，每日一剂，鹿胎粉、鹿茸合并打粉，等分两份，用煎好的汤剂冲服，分早晚两次空腹服用。连续服两周，观察两周为一疗程。视患者病情、症状及身体状况，在治疗或观察期间使用西药抗生素辅助治疗。

理疗措施：针或用泻法推带脉，自带脉、五枢至维道穴轻推 30～90 次，以皮肤有灼热感为度，每日一次，连续推三至五日。针冲脉、阴交、大赫、四满、肓俞，每五分钟泻针一次，连续泻三次。每日一次，连续针三至七日。或针刺督脉，腰阳关、命门、中枢，不留针。针毕用促孕凉血膏贴神阙穴和气穴，每日一贴，连续贴七至十二日。

典型病例摘要：包××，女，38 周岁，农民，本地人。于 2019 年 4 月 17 日就诊。

患者自述：结婚十年，生两个女孩。已备孕三年未孕，中医中药治疗一年。现代医学检查数次，经专科医院检查为宫颈炎、宫颈糜烂、宫颈囊肿、卵巢囊肿。曾做过输卵管造影，双侧输卵管狭窄，通而不畅。月经不调，月经延后，经量或多或少，淋漓不尽，经色紫，质黏稠有块，带下色黄，有臭味，有血丝，腹痛，腰痛，大便干燥，腹部拒按，怕震动。

体检：患者体胖，面色晦暗，精神欠佳，舌质淡，苔黄有瘀斑，有齿痕，脉数而沉。

诊断：热毒蕴结。

治疗：清热解毒，除烦利湿。自我拿、捏带脉诸穴。用促孕凉血膏贴神阙穴和气穴，每日一贴，连续贴一周。

处方：促孕凉血汤加减。原方用三剂，改为与促孕凉血汤相近的中成药，加调经促孕丸，服用两周，观察两周，其间口服阿奇霉素（全量一周）。加黄柏、连翘、苦参适量，水煎洗。五个疗程后怀孕。嘱其严禁负重，严格禁食"最新妊娠禁忌"中所有食品。

病例分析：宫颈炎、宫颈囊肿，对生殖影响最大的是热毒蕴结型。一般治疗采用清热解毒，除烦利湿之剂，如促孕凉血汤。

促孕凉血汤有很好的凉血止血、养血通络作用。辅以阿奇霉素抗菌消炎，疗效更佳。此患者五个疗程后怀孕，时间有点长。如果有霞天曲辅助祛痰，祛湿效果可能会更好。但期间因中草药材奇缺，使用中成药代替，疗效大打折扣，但也不排除有个人体质因素。

二、子宫

子宫可参与内分泌调节，分泌多种激素，如前列腺素，催乳素，内皮素及生长因子等。子宫可接受卵巢激素的指令产生月经，为生殖做准备。胚胎生命成长的全过程都是由子宫完成的。子宫的失常和疾病直接影响生殖功能，因此子宫在孕育全过程中都承担着重要功能。

（一）子宫内膜异位症

该症是一种常见的妇科疾病，多见于 25～45 岁的育龄妇女，大龄晚生育的妇女发病率高于多生育、早生育者。

1. 类型

（1）卵巢型。

（2）腹膜型。

（3）深部浸润型。

（4）其他类型。

可侵犯宫骶韧带、直肠子宫陷凹、阴道穹窿、直肠阴道隔、直肠或者结肠壁等，也可累及膀胱壁和输尿管。

卵巢是最易被侵犯的部位，该类型约占子宫内膜异位症的80%。"卵巢巧克力囊肿"是子宫内膜异位症对生殖影响最大的一种疾病。

2. 病因

子宫内膜异位症的发病机制至今尚未完全明确，没有一个明确的理论可以解释子宫内膜异位症的发生原因。目前有多种学说如下。

（1）种植学说。

经血逆流，医源性种植，淋巴及静脉播散。

（2）体腔上皮化生学说。

（3）诱导学说。

（4）遗传因素说。

（5）免疫源说。

（6）炎症说。

当前，被普遍认可的是子宫内膜种植说。

3. 诱发因素

引起子宫内膜异位症风险最高的因素如下。

（1）体内雌激素水平较高。

（2）未生育。

（3）患有自身免疫性疾病。

子宫内膜异位症的症状与月经周期密切相关，患者多表现为渐进性加重的痛经。也有25%的患者没有任何症状，原因不明，或许与患病部位与体质有关。

4. 典型症状

（1）痛经。

痛经是子宫内膜异位症的主要症状，表现为继发性痛经，且伴随病情的进展而逐渐加重。

典型的痛经多于月经开始前 1 ~ 2 天出现，月经第 1 天最严重，以后逐渐减轻，可持续整个经期。疼痛部位多为下腹深部和腰骶部，有时可放射至会阴、肛门或大腿。

（2）月经异常。

部分患者可有经量增多、经期延长、月经淋漓不尽或月经前点滴出血等症状。

（3）不孕。

子宫内膜异位症患者不孕率高达40%以上。其机制不明，可能与炎性反应和盆腔免疫微环境改变等因素相关。

（4）急腹症。

腹痛，伴恶心、呕吐和肛门囊肿破裂。多发生在经期前后或经期，部分可发生在排卵期，破裂前多有性生活或其他腹压增加的情况。

5. 子宫内膜异位症的现代医学治疗

对有生育要求的轻症患者，在明确诊断后可先行药物治疗。病情较重者可进行保留生育功能手术。年轻没有生育要求的重症患者可进行保留卵巢功能手术，并辅以药物治疗。症状及病变均严重且无生育要求的患者，可进行病灶清除手术。需要备孕的女性应在医生指导下充分结合个人情况选择最合适的药物治疗，如非甾体类抗炎镇痛药，口服避孕药，炔雌醇复合制剂，孕激素等。

6. 中医辨证论治

因"卵巢巧克力囊肿"是子宫内膜异位症对生殖影响最

大的一种疾病。其辨证论治与其他型子宫内膜异位症基本相同，差别甚微，因此本专著只论述卵巢巧克力囊肿治疗，针对其他子宫内膜异位症的中医辨证论治请参照上篇"卵巢巧克力囊肿"辨证论治。

（二）子宫内膜炎

　　子宫内膜炎是指病原体突破宫颈防御侵入子宫内膜而引起的炎症，如图4-3-3所示。子宫内膜炎属于盆腔炎范畴，发病高峰期在生育活跃年龄，无性生活和绝经女性极少发生。子宫内膜炎是不孕不育、异位妊娠的重要原因，也是盆腔炎，输卵管炎的主要原因。子宫内膜炎可引起子宫内膜充血、水肿、有炎性渗出，重度炎症可有内膜坏死、脱落或溃疡。

　　病因：子宫内膜炎主要为医源性疾病，如流产、生产、手术创伤等。严重的宫颈炎上行感染也可引起子宫内膜炎。引发子宫内膜炎的病原体有：葡萄球菌、链球菌、厌氧菌、支原体，结核分枝杆菌等。

　　症状：一般情况下没有明显症状。中度炎症有下腹痛、腰痛，下腹坠胀，阴道分泌物增多，经久不净。严重的子宫内膜炎会有高热，寒战，头疼，厌食，腹胀腹痛，恶心呕吐，尿频尿急等。不能及时治疗的子宫内膜炎有引起子宫肌炎的风险。

　　治疗：联合足量敏感抗生素治疗。

　　注意事项：卧床休息，给以高热量，高蛋白，高维生素的流质或半流质食物。及时纠正电解质紊乱和酸碱平衡。

　　中医辨证论治：中医对子宫内膜炎的认识没有独立的病名，一般是在辨证分型上加以论述设立如"热毒壅盛型""湿热蕴结型""瘀热互结型""肝肾阴虚型"等。当前一般是在现代医学术语的引导下辨证论治。

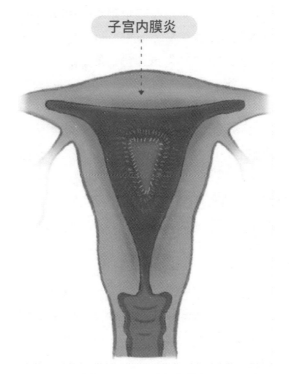

子宫内膜炎

图 4 – 3 – 3　子宫内膜炎

（1）热毒壅盛型。

症见：高热、寒颤、小腹剧痛，拒按怕震动，口渴喜凉，倦怠乏力，小便黄赤，大便秘结。舌红苔黄，脉滑数。

治法：清热解毒。

方名：促孕解毒汤加减。

处方：鹿茸 3~6g，鹿胎粉 3~9g，淫羊藿 6~9g，黄芩 6~9g，白芍 6~30g，生地 6~9g，益母草 6~9g，元胡 6~9g，白术 3~9g，甘草 3~6g，续断 3~6g，茯苓 9~12g，川军 6~9g，栀子 6~9g。水煎服，每日一剂。鹿胎粉、鹿茸合并打粉，用煎好的汤剂冲服，分早晚两次空腹服用。连续服两周，观察两周为一疗程。视患者病情、症状及身体状况，严重病例可暂时停止备孕。在观察期间使用霞天曲或全量抗生素治疗一至两周。

理疗措施：针刺带脉，维道穴、五枢穴、带脉穴，不留针，每日一次，连续针三至七日。针刺冲脉，气冲、大赫、气穴、阴交，每五分钟泻针一次，连续泻三次。每日一次，连续针三至七日。或用泻法推冲脉，从隐都至横骨用双拇指向下推 30～90 次，以皮肤有灼热感为度，每日一次，连续推三至五日。推毕，用促孕凉血膏贴神阙穴和气穴，每日一贴，连续贴七至十二日。

典型病例摘要：徐××，女，35 周岁，农民，本地人。于 1995 年 8 月 2 日就诊。已经备孕五年，经多方治疗，一直未孕。

患者自述：结婚十年有一女孩，婚前有痛经史，第一胎两年后曾人工流产一次。经中医治疗一年，现代医学多家医院检查治疗日久，至今未孕。近期曾用过土法"带药"（自制阴道内用药的中草药）后，发热，寒战，呕吐，腹泻，腹痛，头晕。在当地按急性肠胃炎治疗好转，经县医院检查确诊为子宫内膜炎、输卵管炎，住院治疗一周好转。平时痛经，月经提前，经色紫，质稠，有白带加血块，有臭味，阴部红肿不适。

体检：患者面暗红，精神欠佳，少腹拒按，舌淡红，胎黄有瘀斑，脉沉数。

诊断：热毒壅盛。

治疗：清热解毒。自我拿、捏任脉诸穴。用促孕凉血膏贴神阙穴和气穴每日一贴，连续贴一周。

处方：促孕解毒汤，加红霉素全量，霞天曲、山莨菪碱、维生素 K 与中药同时服用。另用黄柏，苦参适量，水煎洗阴部。一周后症状减轻，减川军、红霉素，继续服用一周，间隔两周，按上方治疗三个疗程，后改用中成药加抗生素治疗。继续治疗六个月后怀孕。嘱其禁食孕妇禁忌食品，禁止负重，禁止用土方。后因不适，保胎三个月，足月顺产一女婴。

病例分析：患者高热、寒颤、小腹剧痛，拒按怕震动。属于现代医学所称的急性感染，菌血症或毒血症，属于有风险的重症。婚前有痛经史，说明生殖轴"中端"有障碍。面暗红，少腹拒按，舌淡红，苔黄有瘀斑，脉沉数，为实热、证在里。中医辨证为热毒壅盛。治以清热解毒为主。方用促孕解毒汤，清热解毒、除湿散结。辅以红霉素抗菌消炎，霞天曲祛湿、祛痰。山莨菪碱解痉止痛，促进吸收。黄柏、苦参外用清热解毒。自我拿、捏任脉诸穴调节经络平衡。凉血膏以助清热凉血。此患者前后治疗九个月，时间较长，但在备孕六个月后怀孕还是值得高兴的。由于用药繁多，作用剧烈，需要注意避免寒凉过度，攻伐太过。对一些体质虚弱，体重较轻的患者应酌情减少用量。但对体质较好和能够承受的患者要及时足量使用，以防热毒扩散，引起多脏器、多经络损伤。

（2）湿热蕴结型。

症见：小腹疼痛、拒按怕震动，腰骶部酸痛，低热乏力。白带量多质稠，色黄臭秽，或月经淋漓不尽。舌红苔黄腻，脉滑。

治法：除湿清热，解毒散结。

方名：促孕散结汤加减。

处方：鹿茸3～6g，鹿胎粉3～9g，淫羊藿6～9g，黄芩6～9g，白芍6～30g，生地6～9g，益母草6～9g，元胡6～9g，白术3～9g，甘草3～6g，续断3～6g，茯苓9～12g，川军6～9g。水煎服，每日一剂。鹿胎粉、鹿茸合并打粉，等分两份，用煎好的汤剂冲服，分早晚两次空腹服用。连续服两周，观察两周为一疗程。视患者病情、症状及身体状况，在观察期间使用霞天曲或全量抗生素治疗。

理疗措施：用泻法推带脉，自带脉、五枢、维道左右轻推30~90次，以皮肤有灼热感为度，每日一次，连续推三至五日。针刺冲脉，气冲、大赫、四满、阴交、商曲，每五分钟泻针一次，连续泻三次，每日一次，连续针三至七日。针毕，用促孕凉血膏贴神阙穴和气穴，每日一贴，连续贴七至十二日。

典型病例摘要：付××，女，38周岁，农民，泰安人。于1987年1月2日就诊。

患者自述：14岁初潮，月经周期正常，有痛经史，婚后生一女孩，已6岁。曾人工流产。经来腹痛拒按，发热，乏力腰痛，白带色黄，有异味。备孕已经五年，多方治疗，曾做过妇科检查，诊断为宫颈炎、宫颈囊肿、子宫内膜炎。不孕专科治疗一年未孕。

体检：患者正值月经期，小腹拒按，有明显腹痛，腰酸，头晕口干，脉弦滑，舌红苔薄黄，脉紧数。

诊断：湿热蕴结、内瘀经络。

治法：除湿散结，养血调经。自我拿、捏、推带脉诸穴，用促孕凉血膏贴神阙穴十二日。

处方：促孕散结汤。连续用两周，因中草药奇缺，后改用与促孕散结汤处方相近的中成药加调经促孕丸，碳酸氢钠（服一周）。两周一疗程，间隔两周。其间用霞天曲，青霉素加链霉素（肌注每日两次，连续用一周）治疗。连续治疗三个疗程后怀孕。感觉良好，嘱其禁止负重，禁食孕妇禁忌食物，保胎三个月，后带孩子来诊所就诊得知，足月生一女孩。

病例分析：子宫内膜炎属于继发性感染，一般由阴道宫颈致病菌上行引起。因此注意个人卫生很重要。过度清洗，妇科检查，阴道、宫颈炎症延误治疗也可引起子宫内膜炎。此患者有流产史，经来腹痛拒按，发热，乏力腰痛，白带色黄，有异味，是明显的炎症表现。中医辨证为湿热蕴结、内瘀经络。治以除湿散结，养血调经为主。辅助霞天曲祛湿、祛痰。联合抗生素治疗消炎抗菌，自我拿、捏、推带脉调节经络。促孕凉血膏贴神阙穴以增强上方凉血功效。此患者属于系统性炎症，又有流产史，宫颈囊肿，因此治疗难度很大。四个疗程后怀孕，疗效还是十分满意的。

（3）瘀热互结型。

症见：高热持续，咽干口渴，小便涩赤，大便秘结。寒热往来，小腹刺痛，拒按怕震动。带下黄或有血丝，或月经淋漓不尽，有血块。舌质暗红，苔黄有齿痕，脉弦滑。

治法：清热解毒散结。

方名：促孕解毒汤加减。

处方：鹿茸3~6g，鹿胎粉3~9g，淫羊藿6~9g，黄芩6~9g，白芍6~30g，生地6~9g，益母草6~9g，元胡6~9g，白术3~9g，甘草3~6g，续断3~6g，茯苓9~12g，川军6~9g，栀子6~9g。高热时减鹿胎粉和鹿茸剂量，加黄连9g，水煎服，每日一剂，分早晚两次空腹服用。连续服两周，观察两周为一疗程。观察期间用霞天曲或抗生素治疗一至两周。视患者病情、症状及身体状况配合碳酸氢钠辅助治疗。

理疗措施：针刺带脉，维道穴、五枢穴、带脉穴，不留针，每日一次，连续针三至七日。针刺冲脉，气冲、大赫、气穴、阴交，每五分钟泻针一次，连续泻三次，每日一次，连续针三至七日。或推冲脉，从横骨至隐都用双拇指向上推30~90次，以皮肤有灼热感为度，每日一次，连续推三至五日。

推毕，用促孕凉血膏贴神阙穴和气穴，每日一贴，连续贴一至两周。

（4）肝肾阴虚型。

症见：小腹隐痛，腰膝酸软，白带增多，质稀色淡。舌光亮，脉缓沉。

治法：固肾养肝，补虚活血。

方名：促孕固肾汤加减。

处方：鹿茸 3～6g，鹿胎粉 3～9g，菟丝子 6～9g，淫羊藿 6～9g，仙茅 3～6g，续断 3～6g，桑寄生 3～6g，茯苓 9～12g，白芍 6～30g，丹参 6～9g，红参 1～3g，当归 3～9g，熟地 6～9g，香附 6～12g，龟甲 3～9g，甘草 3～6g，川芎 3～6g，阿胶 6～10g。水煎服，每日一剂，鹿胎粉、鹿茸合并打粉，等分两份，用煎好的汤剂冲服，分早晚两次空腹服用。连续服两周，观察两周为一疗程。视患者病情、症状及身体状况，在观察期间使用霞天膏治疗一周。

理疗措施：灸带脉，自维道穴、五枢穴、带脉穴左右分别灸一桩，每日一次，连续灸三日。用补法掌摩任脉，自中极、关元、石门、气海、阴交至神阙止，往复 30～90 次，每日一次，连续掌摩三至五日。摩毕，用天癸膏贴神阙穴，每日一贴，连续贴一周。

典型病例摘要：于××，女，27 周岁，农民，临沂人。于 1986 年 2 月 22 日就诊。

患者自述：结婚三年，曾在电子厂工作，曾做过人工流产。经多家医院检查为宫颈炎、宫颈囊肿。平时月经量少，白带增多，有血丝，时常闭经。烦躁，无力，心悸失眠，腰痛腿软。中医中药治疗数月，至今未孕。

体检：患者精神欠佳，面潮红，舌淡红，苔薄白，手凉，脉缓迟。

诊断：肝肾两虚，气血衰弱。

治疗：补肾壮阳，行气活血。自我交替用补法摩带脉、任脉诸穴。用天癸膏贴神阙穴，每日一贴，连续贴七至十二日。

处方：促孕固肾汤加减。减白芍、元胡、茯苓。连续服用两周，观察两周，其间用霞天膏辅助治疗。三个疗程后，白带减少，没有血丝，月经周期量、色基本正常。继续用药三个疗程后怀孕，经保胎治疗一个月，足月顺产一男婴。

病例分析：患者白带增多，有血丝，时常闭经，这很明显属于生殖轴"中、下端"疾病。既有肝肾两虚症状，又有气血虚表现。这说明此患者体质已经很虚弱了。因此用促孕固肾汤，补肾益脾、滋阴养血。为了减小此方的凉性，减白芍、元胡、茯苓。用补法摩带脉、任脉，以调节经络。霞天膏补气益血，健脾安中。天癸膏贴神阙穴以增强补肾之功。如此虚损及多经络障碍，经六个疗程后怀孕也在常规疗效之上。

（三）子宫内膜增生

子宫内膜增生由卵巢激素分泌紊乱，或功能性肿瘤等引起，如图 3 - 3 - 4 所示。

病因：由于长期无孕激素拮抗的雌激素刺激，子宫发生内膜过度增生。①生育期妇女长期无排卵，或排卵异常，如多囊卵巢综合征，卵巢分泌雌激素的腺体肿瘤等。②服用雌激素制剂，促雌激素药物，或抑制孕激素药物。③过度肥胖或更年期所致。

症状：早期可无症状。典型症状是月经失调，周期不定，出血时间延长量多，无排卵性月经，肥胖，宫腔积液等。

治疗：现代医学一般使用激素疗法及手术治疗。

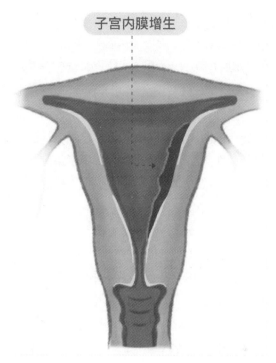

图4－3－4　子宫内膜增生

辨证论治：中医对子宫内膜增生的认识没有设立独立的病名，一般是在辨证分型上加以论述。如"胞络瘀滞型""冲任不固型"等。当前一般是在现代医学术语"子宫内膜增生"病名引导下辨证论治。

（1）胞络瘀滞型。

症见：少气懒言，头晕目眩，面色苍白，月经量多，或崩漏带下，口渴发热。舌边紫暗，脉象弦涩。

治法：通经活络、祛瘀活血。

方名：促孕活血汤加减。

处方：鹿茸3～6g，鹿胎粉3～9g，红参1～6g，菟丝子

6~9g，淫羊藿6~9g，阿胶6~10g，龟甲3~9g，仙茅3~6g，茯苓9~12g，丹参6~9g，钩藤3~6g，当归3~9g，益母草6~9g，熟地6~9g，香附6~12g，元胡6~9g，木香3~6g，川芎3~6g，赤芍6~9g。加川军炭9g。水煎服，每日一剂。鹿胎粉、鹿茸合并打粉，用煎好的汤剂冲服，分早晚两次空腹服用。连续服两周，间隔两周为一疗程。视患者病情、症状及身体状况，在间隔期间使用全量抗生素治疗。

理疗措施：针或用泻法指推带脉，自带脉、五枢至维道左右同时轻推30~90次，以皮肤有灼热感为度，每日一次，连续指推三至七日。灸任脉，中极、石门、阴交、神阙、建里各一桩，每日一次，连续灸三日。或针刺冲脉，气冲、气穴、中注，不留针。针毕，用促孕活血膏贴神阙穴和气穴，每日一贴，连续贴七至十二日。

典型病例摘要：孙××，女，38周岁，农民，本地人。于2017年3月10日就诊。

患者自述：12岁月经初潮，婚后生一女孩。十年前备孕，用过草方，中药治疗一年余。曾到市级医院检查雌激素增高。后来虽经中西医治疗，做过输卵管通水术，输卵管造影，右侧输卵管通而不畅。月经周期一般前后差三天左右，经量少色紫，有血块，白带增多。有时月经量大，时间长。小腹怕冷，腰酸乏力。因多方治疗日久，至今未孕就诊。

体检：患者体胖，面色晄白，精神欠佳，口干，舌苔白有瘀斑，脉迟细。

诊断：胞络瘀阻。

治疗：祛瘀活血。自我交替推、捏带脉诸穴。用促孕活血膏贴神阙穴，每日一贴，连续贴七至十二日。

处方：促孕活血汤加减。因中草药紧缺，中药方交给患者自购。嘱连续用两周，观察两周为一疗程。后改用中成药，鹿胎膏，阿奇霉素（全量一周），服两周，停十四日，再用一个疗程，连续用四个疗程后怀孕。因有胎漏，检查为前置胎盘，保胎四个月，嘱其禁止负重，严格禁食或慎食孕妇禁忌食品。足月剖宫产一女婴。

病例分析：子宫内膜增生属于女性生殖轴的"上、中端"疾病，主要障碍来自"中端"卵巢。中医辨证为"天癸"病，主要症状在经络、胞宫。

患者体胖，面色晄白，精神欠佳，口干，舌苔白有瘀斑，脉迟细。中医辨证为胞络瘀阻。治以通经活络、祛瘀活血。方用促孕活血汤以解除气滞血瘀，行血不利。辅以阿奇霉素抗菌消炎，促进生殖通道黏液吸收。中西药合力治疗是该患者疗效显著的重要原因。

（2）冲任不固型。

症见：血不循经，月经淋漓，白带增多，崩中漏下，食欲缺乏，头晕耳鸣，舌苔滑薄黄，脉象弦细，滑胎早产。

治法：补气固涩，养血止血。

方名：促孕止血汤加减。

处方：鹿茸 3~6g，鹿胎粉 3~9g，黄芪 9~12g，白芍6~30g，归尾 3~6g，地榆炭 3~6g，艾叶炭 3~6g，元胡 6~9g，白术 3~9g，甘草 3~6g，茯苓 9~12g，杜仲炭 3~9g。水煎服，每日一剂，鹿胎粉、鹿茸剂量减半，打粉，用煎好的汤剂冲服，分早晚两次空腹服用。连续服两周，间隔两周为一疗程。视患者病情、症状及身体状况，在间隔期间使用霞天曲辅助治疗。

理疗措施：针刺带脉，维道穴、五枢穴、带脉穴，不留针，每日一次，连续针三至七日。或用双手拇指轻推任脉，自阴交至膻中穴往复30~90次，以皮肤有热感为度，每日一次，连续推三至七日。推毕，用促孕凉血膏贴神阙穴和气穴，每日一贴，连续贴七至十日。

（四）子宫先天发育不良

病因：子宫先天发育不良，是指先天发育迟缓或幼稚子宫（如图 4 - 3 - 5 所示），双子宫（如图 4 - 3 - 6 所示），双角子宫，子宫纵隔或横隔等。子宫发育不良的原因很多，也十分复杂。主要的因素有先天因素，内分泌失调，营养不良，垂体、下丘脑、卵巢异常等。

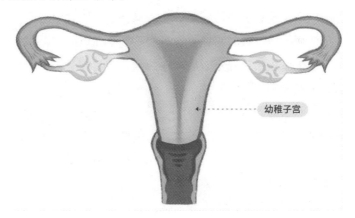

幼稚子宫

图 4 - 3 - 5　幼稚子宫

（1）先天因素：母体、遗传及药物因素，如果女童在胚胎时期子宫发育不良，基因异常的概率很大，出生后子宫将很难发育完全。

（2）内分泌失调：女童在成长发育阶段，出现内分泌失调是引起后天性子宫发育不良的主要原因。

（3）营养不良：女童长期偏食、厌食、营养不良，可影响性器官发育，包括子宫的发育。医源性原因如女童由于慢性

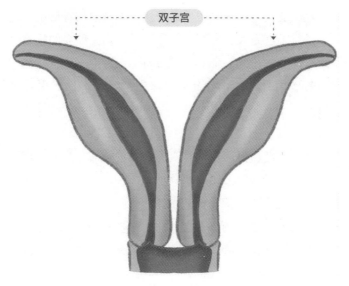

图4-3-6 双子宫

疾病，导致卵巢激素分泌不足，引起子宫发育不良。

（4）垂体、下丘脑、卵巢异常：如果女童垂体－下丘脑－卵巢轴异常障碍，则会造成子宫及性腺发育不良。

先天因素需要早期发现、早期治疗，因此对悬雍异常，小指奇短，头小，二目间距或宽或窄，掌纹纷乱者，要特别关注。

一般以激素补充治疗为主，可使子宫发育不良得到明显改善。如果能产生正常月经，就有怀孕的可能。继发性发育不良也应尽早治疗。一般以中西医结合治疗效果最好。但如果未及时发现、及时治疗，子宫发育不良将难以逆转，患者将会失去正常生育能力，因此早发现、早治疗至关重要。

症状：月经初潮迟，或无月经，月经紊乱，渐进性痛经，性交痛，腰痛等。

治疗：现代医学一般用激素疗法。中医使用辨证论治。

中医对子宫先天发育不良的认识没有设立独立的病称，一般是用辨证分型论述。如"肾气不足型""冲任失养型"等。当前一般是在现代医学术语"子宫先天发育不良"引导下辨证论治。

（1）肾气不足型。

症见：闭经、停经，月经紊乱，量少质稀，婚久不孕。

治法：补肾助阳，促进发育。

方名：促孕全能汤（秘）加减。

处方：促孕全能汤（秘）加减。连续服两周，观察两周为一疗程。视患者病情、症状及身体状况，在治疗或观察期间使用西药辅助治疗。

理疗措施：用补法摩或灸带脉，维道穴、五枢穴、带脉穴，左右分别灸一桩，每日一次，连续灸三日。用双手轻推任脉，自中极穴、关元、石门、气海、阴交至神阙穴止，往复30～90次，每日一次，连续推三至七日。推毕，用天癸膏贴神阙穴，每日一贴连续贴一周。

典型病例摘要：姚×，女，24周岁，农民，临沂人。初诊于1982年12月21日。

患者自述：患者自幼体弱，19周岁仍无初潮。经县医院检查，子宫偏小、发育不良。人工周期治疗经行，但月经量少色淡，停药后便停经。近年来一直多方治疗，曾中医治疗调理一年。已经停西药一年，现在已经闭经三个月。

体检：患者身高1.5米左右。面暗，精神疲惫，口干，脉缓，舌淡苔薄白，掌纹纷乱，小指短，悬雍成带状。

诊断：肾气亏虚、禀赋不足。

治法：补肾助阳，促进发育。自我交替用补法摩、鱼际擦带脉诸穴。用天癸膏贴神阙穴，每日一贴连续贴十二日。

处方：促孕全能汤（秘）加减。连续服两周，观察两周为一疗程。第一疗程配合人工周期疗法，月经复潮。第二疗程停人工周期疗法，两个疗程后食欲大增，六个疗程后月经周期基本正常，只是量少色淡，上方继续服用两个疗程后怀孕。全家大喜，后经保胎治疗，足月顺产一女婴。

病例分析：子宫先天发育不良，为女性生殖轴的"上端"障碍。主要表现为生殖器官发育不良。中医辨证为肾元不足。此患者自幼体弱，19周岁仍无初潮，为明显初潮迟。现代医学检查子宫偏小，为明显的发育不良。西医一般使用激素疗法。中医一般以补肾助阳、通经活络为主。患者虽治疗很久，但仍面暗，精神疲惫，口干，脉缓，这说明仍然肾气不足。用促孕全能汤，以针对肾元亏虚，补益脾肾。两个疗程后月经周期正常，这说明患者子宫功能已经接近正常水平。很明显，患者长时间的治疗不是没有作用，而是子宫发育还没有达到正常水平而已。经过八个疗程后怀孕，在患者看来是医者的妙手，但这里面以往治疗的延迟功效也是功不可没。

（2）冲任失养型。

症见：月经紊乱，量少色淡，精神疲惫，腿软无力，宫体小，舌红苔白，脉沉迟。

治法：温阳散寒，活血补血。

方名：促孕固肾汤加减。

处方：鹿茸3~6g，鹿胎粉3~9g，菟丝子6~9g，淫羊藿6~9g，仙茅3~6g，续断3~6g，桑寄生3~6g，茯苓9~12g，白芍6~30g，丹参6~9g，红参1~3g，当归3~9g，熟地6~9g，香附6~12g，龟甲3~9g，甘草3~6g，川芎3~6g，阿胶6~10g。肾虚者上方减白芍、续断、甘草，加紫河车9g，水煎服，每日一剂，分早晚两次空腹服用。紫河车、鹿胎粉、鹿茸合并打粉，等分两份，用煎好的汤剂冲服。连续服两周，观察两周为一疗程。视患者病情、症状及身体状况，在治疗或观察期间使用霞天膏和西药辅助治疗。

理疗措施：用补法摩或灸带脉，自维道穴、五枢穴、带脉穴左右分别灸一桩，每日一次，连续灸三日。用补法鱼际擦或摩任脉，自中极、关元、石门、气海、阴交至神阙穴止，往复30~90次，每日一次，以皮肤有热感为度，连续运三至七日。运毕，用天癸膏贴神阙穴，每日一贴，连续贴七至十日。

典型病例摘要：段××，女，25周岁，农民，本地人。结婚两年至今未孕。于1996年11月7日就诊。

患者自述：经医院用药催经，19岁月经初潮。已婚两年未孕。月经不调，周期不准，经量不定，时多时少，经医院检查，双子宫，发育不良。无任何不适。平时饮食量少，有便秘史。

体检：患者身高1.5米以下，明显偏瘦，精神可，乳房发育差，掌大，掌纹乱，小指稍短，双悬雍。舌苔白淡，舌质淡，脉细弱。

诊断：冲任失养，肾元不足。

治疗：补肾壮阳，补气活血。自我交替用补法摩、运带脉诸穴。用天癸膏贴神阙穴，每日一贴连续贴七至十日。

处方：促孕全能汤（秘）加全量鹿胎粉、鹿茸、紫河车6g（打粉冲服）。口服两周，间歇两周，其间用黄体酮，每次20mg，一日一次，连服五日。碳酸氢钠，维生素E服两周。重复上法，连续服用三个疗程后月经按时来潮。停用黄体酮，继续用药三个疗程，月经超前落后一般不超七天。又连续用药三个疗程，月经基本正常。经用上方九个疗程后怀孕。经保胎治疗，足月剖宫产一女婴。

病例分析：患者经医院用人工周期催经，19岁月经初潮，很明显初潮迟。经催经后初潮，可以肯定此患者生殖障碍发生在生殖轴的"上端"，即内分泌系统障碍。患者一米五左右，明显偏瘦，精神可，乳房发育差，掌大，掌纹乱，小指稍短，双悬雍，每一项表现都提示先天发育不良。中医辨证为肾元不足、冲任失养。治以补肾壮阳，补气活血。方用促孕全能汤补益脾肾，凉血升阳。鹿胎粉、鹿茸加大剂量以增强本方的补性。加紫河车温补肾精，维生素E促进发育。此患者属于生殖障碍中治疗难度最大的"上端"障碍。再者双子宫的不孕率很高，单靠中医药就显得势单力薄，因此使用人工周期辅助治疗，月经基本有规律后，停止人工周期治疗。继续补肾补气，调经活血，很幸运在九个疗程后怀孕。

（五）子宫肌瘤

子宫肌瘤如图4-3-7所示，是妇科常见病，一般为良性肿瘤。不影响受孕通道通畅的子宫肌瘤对孕育影响不大，可先考虑备孕。大的子宫肌瘤或影响受孕通道畅通的肌瘤，可先考虑手术治疗，或者使用药物治疗使肿瘤萎缩后备孕。

引起子宫肌瘤的因素很多，公认的有遗传因素，年龄因素，性激素水平，抑制性激素药物，干细胞突变，未生育或晚育等。

子宫肌瘤的症状：一般无明显症状。主要症状有痛经，月经异常，月经量增多，时间延长或缩短，非月经期阴道不规则出血。阴道分泌物异常，白带增多，感染时可出现脓样白带，或有血性或脓血性、伴有恶臭的阴道分泌物。肌瘤过大可压迫膀胱、输尿管，可导致尿频、尿急、排尿困难、尿液潴留。子

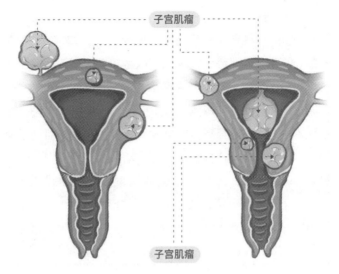

图 4 - 3 - 7　子宫肌瘤

宫肌瘤压迫直肠，可有里急后重表现。

　　备孕期子宫肌瘤的治疗在此略，治疗及理疗原则请参照"子宫内膜炎""卵巢囊肿"篇辨证论治。

第四节　引起不孕不育的第四大因素
——内分泌紊乱

一、影响受孕的六种内分泌激素

（一）卵泡刺激素

促卵泡激素偏高见于如下情况。

（1）先天性卵泡发育不全。

（2）卵巢功能早衰，卵巢切除术后。

（3）垂体功能亢进初期。

促卵泡激素偏低见于如下情况。

（1）继发性生殖功能减退。

（2）雌激素、黄体酮治疗期。

（3）垂体功能亢进晚期。

（二）黄体生成素

黄体生成素偏高见于如下情况。

（1）原发性性腺发育障碍。

（2）多囊卵巢综合征。

（3）垂体促性腺激素瘤。

黄体生成素低见于如下情况。

（1）月经不调。

（2）下丘脑功能或器质性病变。

（3）高催乳素血症。

（三）催乳素

催乳素增高见于如下情况。

（1）性早熟。

（2）多囊卵巢综合征。

（3）怀孕期。

催乳素降低见于如下情况。

（1）原发性不孕。

（2）多囊卵巢。

（3）乳腺疾病，乳房切除术。

（4）全垂体功能降低。

（5）功能性子宫出血。

（6）精神紧张，哺乳等。

（四）雌激素

雌激素过度升高见于如下情况。

（1）性早熟。

（2）多囊卵巢综合征。

（3）怀孕期。

雌激素过低多见于如下情况

（1）卵巢功能不良，卵泡耗竭，卵巢功能早衰或分泌雌激素能力下降。

（2）下丘脑垂体功能缺陷或异常。

垂体前叶疾病，高催乳素血症等。

（1）生活习惯导致雌激素水平降低。

（2）慢性消耗性疾病，如糖尿病，多囊卵巢，甲状腺疾病等。

（五）孕酮

孕酮偏高见于如下情况。

（1）精神因素，内分泌失调。

（2）妇科疾病，如卵巢肿瘤，黄体肿瘤，绒毛膜上皮细胞癌，葡萄胎等。

孕酮偏低见于黄体功能不全。

（六）睾酮

睾酮偏高见于如下情况。

（1）多囊卵巢综合征。

（2）卵巢肿瘤等。

睾酮偏低见于：

（1）下丘脑垂体功能缺陷或异常，下丘脑功能障碍。

（2）体质虚弱。

（3）失活过多。

二、内分泌功能紊乱

中医辨证论治：中医对内分泌失调的治疗主要遵循阴阳，脏腑，经络，气血的路径进行辨证论治。对内分泌功能紊乱没有设立单独的病名，一般是在辨证分型上加以论述。如"肝肾阴虚型""脾肾气虚型""肾阳虚型""肾阴虚型""阴阳失调型"等。当前一般是在现代医学"内分泌功能紊乱"术语下利用中医理论辨证论治。

内分泌功能紊乱的理疗原则：对小指奇短，悬雍异常，头小，二目间距或宽或窄。掌纹纷乱，鼻涕流涎，语言不清者应考虑先天发育不良。

虚证者，灸、用补法鱼际擦或用补法摩带脉。用补法推、灸、鱼际擦或摩任脉，外敷天癸膏。实证者，针，掐、按、推、捏、拿冲脉或督脉，用泻法推或拿带，贴促孕凉血膏。寒证者，用补法灸、摩、鱼际擦或运带脉，用补法灸、鱼际擦或摩任脉，贴促孕活血膏。热证者，用泻法针，掐、按、推，捏、拿带脉或冲脉，贴促孕凉血膏。混合证型者，需根据患者病情及身体状况酌情组合理疗处方，选择相应的贴剂。

（一）肝肾阴虚型

症见：精神不振，小腹隐痛，腰膝酸软，月经不调，白带增多，质稀色淡。

治法：固肾养肝，补虚调经。

方名：促孕固肾汤加减。

处方：鹿茸3~6g，鹿胎粉3~9g，菟丝子6~9g，淫羊藿6~9g，仙茅3~6g，续断3~6g，桑寄生3~6g，茯苓9~12g，白芍6~30g，丹参6~9g，红参1~3g，当归3~9g，熟地6~9g，香附6~12g，龟甲3~9g，甘草3~6g，川芎3~6g，阿胶6~10g。上方加紫河车6g，水煎服，每日一剂。紫河车，鹿胎粉与鹿茸合并打粉，分两等份，用煎好的汤剂冲服，分早晚两次空腹服用。连续服两周，观察两周为一疗程。视患者病情、症状及身体状况，在治疗或观察期间使用霞天膏和西药辅助治疗。

理疗措施：灸带脉，自维道穴、五枢穴、带脉穴左右分别灸一桩，每日一次，连续灸三日。用补法掌摩或掌按任脉，自中极、关元、石门、气海、阴交至神阙止，往复30~90次，每日一次，以皮肤有热感为度，连续掌摩三至五日。摩毕，用天癸膏贴神阙穴，每日一贴，连续贴一周。

典型病例摘要：程×，女，39周岁，农民，泰安人。于2016年3月21日就诊。

患者自述：14岁月经初潮，婚后生一女孩，曾做过人工流产。备孕已经八年，经多家医院检查，中医中药治疗一年至今未孕。曾在省级医院检查内分泌激素不正常（数据不详）。平时月经量少，白带减少，阴部不适，时常停经。烦躁，无力，盗汗，心悸失眠，腰痛腿软，失眠健忘。

体检：患者偏瘦有轻度驼背，有白发，精神欠佳，面潮红，悬雍异常，舌淡红，苔薄白，脉缓迟无力。

诊断：肝肾阴虚，气血衰弱。

治疗：补肾壮阳，行气活血。自我交替鱼际擦、摩带脉诸穴。用天癸膏贴神阙穴，每日一贴，连续贴一周。

处方：促孕固肾汤加减。减白芍、元胡、丹参、续断、仙茅，加紫河车9g，白术6g，连续服用两周，间隔两周为一疗程，间隔期间使用霞天膏和西药辅助治疗。三个疗程后，月经周期，量、色基本正常。继续用三个疗程后怀孕，经保胎治疗四个月，足月顺产一男婴。

病例分析：内分泌功能紊乱属于女性生殖轴的"上、中端"障碍，是不孕治疗难度最大的一种。大部分为生殖激素紊乱，有小部分为下丘脑垂体病变。

此患者偏瘦有轻度驼背，有白发，精神欠佳，面潮红，悬雍异常。以上表现可以断定既有生殖轴"上端"原因，也有生殖轴"中端""天癸"障碍。14岁月经初潮，婚后有一女孩，这说明生殖轴"上端"障碍已经不存在，当前的不孕主要为"天癸"障碍。中医辨证为肝肾阴虚，气血衰弱。治以补肾壮阳，行气活血为主。用霞天膏以补气健脾，自我交替鱼际擦、摩带脉以调节经络，用天癸膏贴神阙穴以增强补肾之功。三个疗程后月经恢复正常，六个疗程后怀孕，疗效显著，超出医者预期。

（二）脾肾气虚型

症见：面色㿠白，食欲缺乏，腰膝酸软，腹痛便稀，四肢怕冷，白带增多，月经不调。舌淡，脉浮无力。

治法：健脾补肾，补气调经。

方名：促孕补虚汤加减。

处方：鹿茸3~6g，鹿胎粉3~9g，红参1~3g，当归3~9g，熟地6~9g，丹参6~9g，香附6~12g，龟甲3~9g，元

胡6~9g，白术3~9g，赤芍6~9g，甘草3~6g，续断3~6g，川芎3~6g，阿胶6~10g。上方减白芍，加紫河车9g，水煎服，每日一剂。紫河车、鹿胎粉、鹿茸合并打粉，等分两份，用煎好的汤剂冲服，分早晚两次空腹服用。连续服两周，观察两周为一疗程。视患者病情、症状及身体状况，在治疗或观察期间使用西药辅助治疗。

理疗措施：灸带脉，自维道穴、五枢穴、带脉穴左右分别灸一桩，每日一次，连续灸三日。用双手轻摩任脉，白中极、关元、石门、气海、阴交至神阙止，往复30~90次，每日一次，连续推三至七日。摩毕，用天癸膏贴神阙穴，每日一贴，连续贴一至两周。

典型病例摘要：公××，女28周岁，农民，临沂人。婚后五年未孕。经中西医治疗日久，至今未孕，于2011年12月2日就诊。

患者自述：14周岁初潮，月经不调，有痛经史，平时经期量少，白带多，质淡。烦躁无力，厌食纳差，口干舌淡，乳胀触痛。

体检：患者稍胖，面色㿠白，掌纹异常，精神欠佳，少气懒言脉缓，舌淡，舌苔薄白。

诊断：脾肾两虚。

治法：补肾健脾，补气调血。自我交替用补法摩、鱼际擦带脉诸穴。用天癸膏贴神阙穴，每日一贴，连续贴七至十日。

处方：促孕补虚汤，减仙茅、续断，加紫河车9g。紫河车与鹿茸、鹿胎粉一起打粉，等分两份，分早晚空腹用汤剂冲服。因中草药紧缺，中药处方交予患者自购，嘱月经期服用。连续服两周，间隔两周为一疗程。观察期间服用霞天膏治疗。后改为与促孕补虚汤处方相近的中成药，加调经促孕丸，三个疗程后怀孕。嘱其立刻停药，怀孕后严格禁食或慎食孕妇禁忌食物。经保胎三个月，足月顺产一男婴。

病例分析：患者稍胖，面色晄白，掌纹异常，婚后五年未孕。初步判断患者有"中、上端"生殖障碍的可能性很大。14 周岁初潮，生殖轴"上端"障碍可以排除。月经不调，有痛经史，平时经期量少，白带多，质淡。以上属于生殖轴"中端""天癸"障碍的表现。中医辨证为脾肾两虚。治以补肾健脾，补气调血为主，用促孕补虚汤减仙茅、续断以防患者过补引起阴虚火旺，加紫河车以益气养血、温肾补精。观察期间服用霞天膏以健脾安中。用补法摩、鱼际擦带脉诸穴以调节经络。用天癸膏贴神阙穴以增强补肾之功。五年的顽疾，四个疗程解除，不但患者十分满意，医者也有很大的成就感。

（三）肾阳虚型

症见：面色苍白，腰膝酸软，畏寒怕冷，月经量少，色黑质稀，白带增多，宫寒腹痛，舌淡苔白，脉沉迟细，掌纹异常或悬雍异常。

治法：壮阳补肾，补虚促孕。

方名：促孕固肾汤加减。

处方：鹿茸 3~6g，鹿胎粉 3~9g，菟丝子 6~9g，淫羊藿 6~9g，仙茅 3~6g，续断 3~6g，桑寄生 3~6g，茯苓 9~12g，白芍 6~30g，丹参 6~9g，红参 1~3g，当归 3~9g，熟地 6~9g，香附 6~12g，龟甲 3~9g，甘草 3~6g，川芎 3~6g，阿胶 6~10g。上方减白芍、续断，水煎服，每日一剂，鹿胎粉、鹿茸合并打粉，等分两份，用煎好的汤剂冲服，分早晚两次空腹服用。连续服两周，观察两周为一疗程。视患者病情、症状及身体状况，在治疗或观察期间使用霞天膏和西药辅助治疗。

理疗措施：灸带脉，自维道穴、五枢穴、带脉穴左右分别灸一桩，每日一次，连续灸三至七日。用补法摩任脉，自中极、关元、石门、气海、阴交至神阙止，往复30~90次，每日一次，以皮肤有灼热感为度，连续摩三至七日。摩毕，用天癸膏贴神阙穴，每日一贴，连续贴一周。

（四）肾阴虚型

症见：月经不调。乏力倦怠，腰膝酸软，面色潮红，头晕耳鸣，心烦意乱，阴虚盗汗。舌淡，脉沉迟无力。

治法：补虚固肾，调经除烦。

方名：促孕固肾汤加减。

处方：鹿茸3~6g，鹿胎粉3~9g，菟丝子6~9g，淫羊藿6~9g，仙茅3~6g，续断3~6g，桑寄生3~6g，茯苓9~12g，白芍6~30g，丹参6~9g，红参1~3g，当归3~9g，熟地6~9g，香附6~12g，龟甲3~9g，甘草3~6g，川芎3~6g，阿胶6~10g。水煎服，每日一剂，鹿胎粉、鹿茸合并打粉，等分两份，用煎好的汤剂适口后冲服，分早晚两次空腹服用。连续服两周，观察两周为一疗程。可根据患者体质状况，在治疗或观察期间使用霞天膏辅助治疗。

理疗措施：灸带脉，自维道穴、五枢穴、带脉穴左右分别灸一桩，每日一次，连续灸三至七日。用补法掌摩任脉，自中极、关元、石门、气海、阴交至神阙止。往复30~90次，每日一次，连续掌摩三至七日。摩毕，用天癸膏贴神阙穴，每日一贴，连续贴一周。

典型病例摘要：曹××，女，38周岁，农民，本地人。于2015年3月14日就诊。

患者自述：13 周岁月经初潮，婚后一年生一女孩，哺乳期因骨折治疗，孩子周岁，仍没有月经。后经过人工周期治疗月经复潮。备孕已经十年，中间放弃治疗三年。后又经多家医院检查，中医中药治疗一年余。曾在省级医院检查内分泌激素不正常，雌激素偏低，催乳素偏低。平时月经量少，色淡，白带减少，阴部坠胀不适。烦躁，乏力，盗汗，心悸多梦，腰骶痛。

体检：患者明显偏瘦，乳房萎缩，精神欠佳，面潮红，舌淡红，苔薄白，悬雍异常，脉缓。

诊断：肾阴虚寒，气血衰弱。

治疗：补肾祛寒，行气活血。嘱其自我交替用补法掌摩或鱼际擦带脉诸穴。用天癸膏贴神阙穴，每日一贴，连续贴七至十日。

处方：促孕固肾汤加减。减白芍、续断、仙茅，加紫河车9g，白术6g，远志6g。连续服用两周，观察两周，其间用维生素 E 辅助治疗，三个疗程后，月经周期恢复正常。继续服用三个疗程后怀孕。嘱其增加营养，经保胎三个月，足月顺产一男婴。

病例分析：患者 38 周岁，农民，二胎备孕已经十年。从年龄和备孕治疗时间看属于很棘手的病例。婚后一年，生一女孩，说明患者生殖系统曾经是正常的，排除了生殖轴"上端"障碍的可能。雌激素偏低，催乳素偏低明显为"天癸"障碍的表现。平时月经量少，色淡，白带减少，阴部坠胀不适。烦躁，乏力，盗汗，心悸多梦，腰骶痛。中医辨证为肾阴虚寒，气血衰弱。治以补肾祛寒，行气活血，方用促孕固肾汤。减白芍以降低本方的寒性，减续断、仙茅以防过补引起阴虚火旺。加紫河车以温肾补精，加白术以燥湿健脾，加远志以消肿、祛痰、镇静。鱼际擦带脉诸穴调节阴阳，用天癸膏贴神阙穴增强补肾功效。全方以补肾行气为主，活血祛寒辅助，针对生育年龄较大和体虚患者十分恰当，因此六个疗程后怀孕，疗效迅速可靠。

（五）阴阳失调型

症见：月经紊乱，神疲便溏，烦躁不安，寒热往来，乳房胀痛，口干咽燥，脉弦。

治法：平衡阴阳，补肾调中。

方名：促孕固肾汤加减。

处方：鹿茸 3~6g，鹿胎粉 3~9g，红参 1~3g，菟丝子 6~9g，淫羊藿 6~9g，仙茅 3~6g，续断 3~6g，桑寄生 3~6g，茯苓 9~12g，白芍 6~30g，丹参 6~9g，当归 3~9g，熟地 6~9g，香附 6~12g，龟甲 3~9g，甘草 3~6g，川芎 3~6g，阿胶 6~10g。上方加女贞子 9g，水煎服，每日一剂，鹿胎粉、鹿茸合并打粉，等分两份，用煎好的汤剂冲服，分早晚两次空腹服用。连续服两周，观察两周为一疗程。可根据患者症状及体质状况，在治疗或观察期间使用霞天膏和西药辅助治疗。

理疗措施：推捏、针带脉，维道、五枢、带脉穴，每日一次，连续针三至七日。手推或摩任脉，自中极、关元、石门、气海、阴交至神阙穴止，往复 30~90 次，每日一次，以皮肤有灼热感为度，连续推三至七日。推毕，用促孕凉血膏贴神阙穴，每日一贴，连续贴一周。

典型病例摘要：公×，女，31 周岁，农民，本地人。于2019 年 2 月 22 日就诊。

患者自述：13 周岁月经初潮，平素身体健康，结婚已经七年，有一女孩。备孕四年，多方治疗至今未孕。查体后吃过维生素等补品，做过数次减肥，吃过几次减肥产品。经多家医院查体，内分泌检查数次，催乳素和雌二醇偏高。曾做过输卵管通水，B超多次，曾中医中药治疗，服用促孕药物，至今未孕。平时，月经偏少，周期不准，经前乳房胀痛，轻度腹痛。咽干，舌燥。

体检：患者体胖，肩宽，掌纹异常，精神好，面黄，舌淡苔白薄，脉弦细。

诊断：阴阳失调，气血瘀滞。

治法：补阳和阴，调气活血。自我交替推、捏带脉诸穴。用促孕凉血膏贴神阙穴，每日一贴，连续贴一周。

处方：促孕全能汤（秘）加减。服两周，观察两周为一疗程。连服三个疗程。观察期间使用阿奇霉素全量治疗一周，三个疗程后怀孕。嘱其怀孕后严禁负重，严格禁食或慎食"最新妊娠禁忌"中的所有食物。保胎治疗三个月，足月顺产一男婴。

病例分析：患者体胖，肩宽，掌纹异常有生殖轴"上端"障碍的风险。13岁月经初潮，婚后生一女孩，生殖轴"上端"障碍已经排除。催乳素和雌二醇偏高为"天癸"病症状，是生殖轴"中端"障碍的典型表现。月经偏少周期不准，经前乳房胀痛，舌淡苔白薄，脉弦细。中医辨证为阴阳失调，气血瘀滞。对症治疗为补阳和阴，调气活血。方用促孕全能汤加霞天曲。自我交替推、捏带脉诸穴以调节经络障碍。用促孕凉血膏贴神阙穴以增强补肾功效。三个疗程后怀孕，疗效满意，在预料之中。

第五节   引起不孕不育的第五大因素
——医源性不孕

医源性不孕属于一个全新的病名，主要是指因使用现代医学治疗、检查、手术（见4－5－1）、用药等手段所造成的影响，在人体形成了功能和器质性改变而影响了受孕。另外"迷信"以及不良习俗造成的生殖障碍也属于医源性不孕范畴。

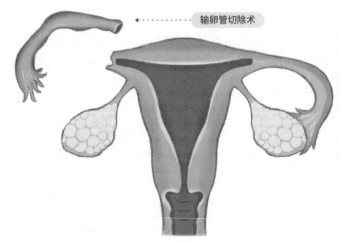

输卵管切除术

图4－5－1   现代医学手术

一、医源性不孕的病因

（1）盲目求医用药，多方治疗，用药混乱。如多次促排卵治疗，导致大量后备卵泡被促发，引起恶性循环，特别是年龄较大的育龄晚期女性，多次促排卵造成始基卵泡枯竭。用药次数越多就会引起更多的后备卵泡损失造成不孕。大量使用调经活血药物，导致内分泌紊乱，卵泡发育紊乱，生殖通道毛细血管扩张，引起物理性狭窄，造成不孕。

（2）妇科检查频繁，创伤性检查，创伤性治疗，生殖器手术等。如多次不规范的妇科检查，无资质的输卵管通水、造影，消毒不严，或生殖通道损伤以及固有炎症，引起感染上行扩散，和创伤性炎症，造成不孕。

（3）正常治疗手术。如单侧输卵管切除术，刮宫，宫颈手术等都是造成不孕不育的重要原因。

（4）迷信草方，土方大量使用，造成正常生理功能紊乱。迷信科学，注重技术和药物调节，忽视人体的自我调节功能。过分爱惜身体，使用大量补品或清热解毒药物以及过度减肥造成生理功能紊乱等。

二、医源性不孕的治疗原则

（1）停止盲目求医。停止盲目检查、创伤性检查、创伤性治疗。停止盲目用药。

（2）抓住主要原因，对症用药，消除现存的生殖器官障碍，纠正医源性原因造成的影响。

（3）消除长期治疗产生的精神压力，给患者树立信心。

中医辨证论治：虽然医源性疾病属于全新病种，但是中医对医源性不孕的认识和论述也可进行辨证分型。如"气血郁滞型""脾肾两虚型""痰湿内结型""体虚内寒型""血热体湿型"等。

医源性不孕的理疗原则：虚证者，灸、用补法鱼际擦或摩带脉。用补法推、灸、鱼际擦或摩任脉，外贴天癸膏。实证者，用泻法针，掐、按、推，捏、拿或指按冲脉或督脉，用泻法推或拿带脉，贴促孕凉血膏。寒证者，灸、用补法摩、鱼际擦或运带脉。灸、鱼际擦或用补法摩任脉，贴促孕活血膏。热证者，用泻法针，掐、按、推、捏，拿带脉或冲脉，贴促孕凉血膏。混合证型者，需根据患者身体状况酌情组合理疗处方，选择相应的贴剂。

（一）阴阳失调型

症见：面色无华，头晕乏力，失眠多忘，月经不调，少腹冷痛，经量或多或少，舌红紫斑，苔薄白，脉沉涩。

病因：盲目用药引起的阴阳失调。

治法：升阳补阴，化瘀止血。

方名：促孕全能汤（秘）加减。

处方：促孕全能汤（秘）口服，每日一剂，分早晚两次空腹服用。连续服两周，观察两周为一疗程。可根据患者体质状况，有湿、痰、热者在观察期间应使用全量抗生素治疗，对免疫功能过强者可适当增加白芍用量或使用免疫抑制剂。

理疗措施：推捏或针带脉，维道穴、五枢穴、带脉穴，每日一次，连续针三日。用双手轻推任脉，自中极穴、关元、石门、气海、阴交至神阙穴止，往复 30～90 次，以皮肤有热感为度，每日一次，连续推三至七日。推毕，用促孕凉血膏贴神阙穴，每日一贴，连续贴七至十日。

典型病例摘要：徐×，女，33 周岁，本地人。于 2016 年12 月 4 日就诊。

患者自述：平素身体健康，14 岁月经来潮，平时月经偏少，周期正常，轻度腹痛。25 岁结婚，现结婚已经七年，前几年没有备孕，五年前开始备孕。查体后吃过维生素等补品，经医院查体，用药不详，间断治疗五年，曾做过输卵管通水、B超检查多次，内分泌检查数次。曾西医西药治疗日久，用药不详，也曾中医中药治疗。现正在使用二甲双胍促孕实验性治疗中，因至今未孕就诊。

体检：精神尚好，偏瘦，面黄，舌淡、苔白薄，脉沉细。

诊断：阴阳失调，气血瘀滞。

治法：升阳补阴，调血补血。

处方：促孕全能汤（秘）加减。因中草药品种奇缺，用同类成分中成药加霞天曲，治疗三个疗程，于2017年7月怀孕。嘱其怀孕后严禁负重，严格禁食或慎食"最新妊娠禁忌"中的所有食物。于2017年4月足月顺产一男孩。

病历分析：患者身体健康，14岁月经来潮，经量偏少，周期正常，轻度腹痛。从以上可以看出，此患者生殖轴"上、中、下端"都没有明显障碍，只是体质虚寒。多次用药，多次创伤性检查，长期不孕造成心理负担，引起阴阳失调是不孕的主要原因。用促排卵药物，卵泡被一次性促发，创伤性检查，引起内分泌应急性反应和身体免疫系统的应急反应，也是不孕的一个重要原因。长期治疗用活血药物，引起生殖通道毛细血管扩张，导致生殖通道物理性狭窄，也是引起经久不孕的一个原因。多次检查，治疗次数和检查次数越多损害越大，造成心理压力，形成连锁反应，因此造成经久不孕。中医辨证为阴阳失调，气血瘀滞。治疗以升阳补阴，调血补血为主。加霞天曲健脾和胃、祛湿祛痰。停止不良药物，停止创伤性检查，辅助固肾调血养血，促使生殖轴"上端"经络障碍恢复平衡，"中端""天癸"障碍得以解除，"下端"督带及脏腑功能得到相应的调节。三个疗程后怀孕，属于水到渠成。

（二）脾肾两虚型

症见：胸闷不畅，少腹坠胀，月经不调，厌食冷泻，舌淡苔腻，脉沉迟无力。

治法：对创伤引起的生殖障碍用化瘀散结，化瘀通经，补脾固肾法。

方名：促孕固肾汤加减。

处方：鹿茸3~6g，鹿胎粉3~9g，菟丝子6~9g，淫羊藿6~9g，仙茅3~6g，续断3~6g，桑寄生3~6g，茯苓9~12g，白芍6~30g，丹参6~9g，红参1~3g，当归3~9g，熟地6~9g，香附6~12g，龟甲3~9g，甘草3~6g，川芎3~6g，阿胶6~10g。水煎服，每日一剂。鹿胎粉、鹿茸合并打粉，用煎好的汤剂冲服，分早晚两次空腹服用。连续服两周，观察两周为一疗程。可根据患者病症及体质状况，在治疗或观察期间使用霞天膏辅助治疗。

理疗措施：用补法摩或灸带脉，自维道穴、五枢穴、带脉穴左右分别灸一桩，每日一次，连续灸三至七日。掌摩或掌按任脉，自中极、关元、石门、气海、阴交至神阙止，往复30~90次，每日一次，连续拇指运三至七日。运毕，用天癸膏贴神阙穴，每日一贴，连续贴一周。

典型病例摘要：公××，女，28周岁，农民，本地人。婚后三年未孕。经中西医治疗日久，至今未孕，于1997年4月12日就诊。

患者自述：15周岁月经初潮，有痛经史，平时月经周期不准，或闭经，经期量少质淡，烦躁无力，厌食纳差，经来腹痛，乳胀触痛，婚前曾人工流产，婚后用过土方"带药"（阴道内用药），经过县医院检查正常，男方精子检查正常。后经中医中药治疗一年，服用草方，一直未孕。

体检：患者精神欠佳，面黄，肌瘦，口干，少气懒言，明显乏力。脉缓，舌淡，悬雍异常，舌苔薄白，脉缓。

诊断：脾肾两虚。

治法：补肾益脾，调节经络。自我应用补法摩、鱼际擦带脉诸穴。用天癸膏贴神阙穴，每日一贴，连续贴一周。

处方：用促孕固肾汤减仙茅、续断，加白术 9 g，紫河车 9 g。紫河车、鹿胎粉和鹿茸合并一起打粉，等分两份，用煎好的汤剂冲服，早晚空腹服用。月经期开始服用，连服十四天，观察十四天为一疗程，三个疗程后怀孕。嘱其怀孕后禁止负重，停止一切草方、土方。严格禁食或慎食孕妇禁忌食物。经保胎三个月后，足月顺产一女婴。

病例分析：患者悬雍异常，但婚前曾人工流产，说明生殖功能没有问题，生殖障碍在"上端"的可能性不大。经来腹痛，乳胀触痛为"天癸"病的症状。面黄，少气懒言，脉缓，舌淡，舌苔薄白，中医辨证为脾肾两虚。治以补肾益脾，调节经络为主。方用促孕固肾汤，减仙茅、续断以防过补引起虚火过旺。加白术消肿、健脾，加紫河车温肾补精。鱼际擦带脉诸穴以调节经络。用天癸膏贴神阙穴助补肾之功。对于婚后三年未孕的患者来说，三个疗程治愈不孕是一个惊喜。

（三）痰湿内结型

症见：肥胖，肢体浮肿，身倦乏力，食欲减退，大便稀薄，月经不调，行经不畅，白带增多，口粘苔腻，脉滑。

治法：健脾除湿，调经促孕。

方名：促孕除湿汤加减。

处方：鹿茸 3 ~ 6 g，鹿胎粉 3 ~ 9 g，菟丝子 6 ~ 9 g，淫羊

藿6~9g，茯苓9~12g，桑寄生3~6g，白芍6~30g，莲子6~9g，当归3~9g，益母草6~9g，生地6~9g，香附6~12g，龟甲3~9g，地骨皮3~6g，元胡6~9g，车前子3~6g，菖蒲3~6g。上方减龟甲、当归、地骨皮、元胡，加黄芩9g，百部9g，水煎服，每日一剂。鹿胎粉、鹿茸合并打粉，用煎好的汤剂冲服，分早晚两次空腹服用。连续服两周，间隔两周为一疗程。可根据患者体质状况，在间隔期间使用霞天曲或全量抗生素治疗。

理疗措施：针刺或推捏带脉，维道、五枢、带脉穴，不留针。每日一次，连续针三至五日。针刺冲脉，气冲、大赫、四满、阴交、商曲，每五分钟泻针一次，连续泻三次，每日一次，连续针三至五日。或针刺督脉，腰俞、悬枢、筋缩，不留针，每日一次，连续针三至七日。针毕，用促孕凉血膏贴神阙穴和气穴，每日一贴，连续贴一周。

典型病例摘要：杨××，女，32周岁，职员，泰安人。于2018年6月21就诊。

患者自述：16岁月经初潮，经期不准，时有停经，经来量少，身热面热，乏力。多次减肥，没有成功。日常服用补气，除湿草方和产品，多次节食减肥。婚后五年未孕。经多方治疗，做过多次检查，省级专科医院做过输卵管疏通术。诊断为内分泌功能紊乱，多囊卵巢综合征。因中西医治疗日久仍未孕就诊。

体检：患者体胖，面红，肩宽，腿部有静脉曲张，了解很多医学知识和中医中药知识。迷信保健养生、经常做通经、祛湿理疗。舌质淡红，苔薄微黄，悬雍异常，脉弦滑。

诊断：痰湿内结，湿阻经络。

治法：化痰除湿，养血调经。自我交替推、捏带脉诸穴。

用促孕凉血膏贴神阙穴和气穴，每日一贴，连续贴一周。

处方：促孕除湿汤加减。减地骨皮、车前子，加川军9g，黄芩9g，百部9g。水煎服，每日一剂。结合霞天曲，两周一疗程，每疗程间隔两周。间隔期间用阿奇霉素全量治疗一周。（因中药材奇缺，中药方交给病人自购，嘱其注意鉴别药品质量）两个疗程后改用与促孕除湿汤成分相近中成药鹿胎膏和调经促孕丸治疗，继服用药两个疗程后怀孕。嘱其怀孕后停止任何补品、产品，严格禁食或慎食"最新妊娠禁忌"中的所有食物。

病例分析：患者婚后五年未孕。体胖，面红，肩宽，悬雍异常，生殖轴"上端"障碍明显。16岁月经初潮，经期不准，时有停经，经来量少，身热面热，乏力。中医辨证为痰湿内结，湿阻经络。治以化痰除湿，养血调经为主。方用促孕除湿汤减地骨皮、车前子以防清利过度。加川军、黄芩、百部以清热凉血。霞天曲辅以祛湿祛痰。自我交替推、捏带脉诸穴以通经活络。用促孕凉血膏贴神阙穴以助补肾之功。连续治疗四个疗程后怀孕。对于婚后五年未孕，自己精通孕育保健知识，又经过上级医院检查治疗仍然没有怀孕的患者来说四个疗程怀孕确实是一个惊喜。

（四）体虚内寒型

症见：面容憔悴，神情抑郁，舌淡红，有瘀斑。苔白薄，脉弦滞。经少腹痛，色暗血块，行而不畅，腰部酸痛。对阴阳失调者、体虚内寒者以中药为主、西药为辅。

治法：益气活血，化瘀通经。

方名：促孕祛寒汤加减。

处方：鹿茸3~6g，鹿胎粉3~9g，菟丝子6~9g，淫羊藋 6~9g，桃仁 6~9g，丹参 6~9g，覆盆子 9~12g，枸杞子3~9g，黄芪 9~12g，鸡血藤 6~10g，阿胶 6~10g，红参 1~3g，当归 3~9g，熟地 6~9g，香附 6~12g，龟甲 3~9g，木香 3~6g，肉桂 3~6g，川芎 3~6g。上方减桃仁、覆盆子，水煎服，每日一剂。鹿胎粉、鹿茸合并打粉，等分两份，用煎好的汤剂冲服，分早晚两次空腹服用。连续服两周，观察两周为一疗程。可根据患者体质状况，在治疗或观察期间使用霞天膏和西药治疗。

理疗措施：用灸或补法摩带脉，双手同时自维道、五枢至带脉轻推 30~90 次，以皮肤有热感为度，每日一次，连续灸三至七日。用补法摩或灸任脉，中极、石门、神阙、下脘各一桩，每日一次，连续灸三至七日。灸毕，用促孕活血膏贴神阙穴和气穴，每日一贴，连续贴七至十日。

典型病例摘要：张××，女，38 周岁，教师，本地人。于 2016 年 12 月 26 日就诊。

患者自述：14 岁月经初潮，婚后生一女孩。30 岁时因左侧卵巢囊肿做过手术。术后备孕四年，月经延后，自产后痛经，月经量少色暗，有时量多质稀，色暗黑，白带增多，色黄，小腹冷痛，饮食无味，全身无力，喜热怕凉，经医院多次检查，诊断为宫颈糜烂，宫颈囊肿。

体检：患者偏瘦，面色黄暗，少气懒言，明显乏力，舌淡，苔薄白，脉沉细。

诊断：体虚内寒、脾气虚弱。

治疗：健脾补虚、活血调经。自我交替用补法摩、运带脉诸穴。用促孕活血膏贴神阙穴和气穴，每日一贴，连续贴一周。

处方：促孕祛寒汤加减。减桃仁、木香、丹参、覆盆子。

加白术 6 g，紫河车 9 g。水煎服。鹿胎粉、紫河车、鹿茸合并打粉，分两等份，用煎好的汤剂冲服，早晚空腹服用。连续服两周，停两周。（因中药材奇缺，处方交给病人自购）观察期间用霞天膏、鹿胎膏与全量青霉素治疗一周。连续治疗三个疗程后怀孕。嘱其忌口，禁止负重。

　　病例分析：患者 14 岁初潮，婚后生一女孩，生育机能良好。但曾做过卵巢囊肿手术，怀疑为不孕的主要原因。自产后痛经，白带增多，小腹冷痛，此症状为典型的生殖轴"中、下端"障碍。中医辨证为体虚内寒、脾气虚弱。治以健脾补虚、活血调经。用促孕祛寒汤减桃仁、木香、丹参、覆盆子，加白术 9 g，紫河车 9 g，辅以霞天膏，青霉素抗菌消炎。连续用药三个疗程后怀孕。对于单输卵管，并伴有宫颈囊肿等多种生殖疾病的患者来说治疗三个月怀孕疗效特别神奇。

（五）血热体湿型

　　症见：月经不调，淋漓不尽，阴部瘙痒，烦躁身沉。舌红苔黄。对血热体湿者以西药为主、中药辅助。对湿热严重者中西药并用。

　　治法：清热除湿，行气活血。

　　方名：促孕除湿汤加减。

　　处方：鹿茸 3~6 g，鹿胎粉 3~9 g，菟丝子 6~9 g，淫羊藿 6~9 g，茯苓 9~12 g，桑寄生 3~6 g，白芍 6~30 g，莲子 6~9 g，当归 3~9 g，益母草 6~9 g，生地 6~9 g，香附 6~12 g，龟甲 3~9 g，地骨皮 3~6 g，元胡 6~9 g，车前子 3~6 g，菖蒲 3~6 g，加白术 9 g，木香 6 g，甘草 6 g，川军 6 g，水煎服，每日一剂，鹿胎粉、鹿茸合并打粉，用煎好的汤剂冲服，分早晚两次空腹服用。连续服两周，观察两周为一疗程。可根据患者体质状况，在观察期间使用霞天曲和全量抗生素治疗。

理疗措施：针刺带脉，维道、五枢、带脉穴，不留针。每日一次，连续针三至七日。针刺冲脉，气冲、大赫、四满、阴交、商曲，每五分钟泻针一次，连续泻三次，每日一次，连续针三至七日。或针刺督脉，腰俞、悬枢、筋缩，不留针，每日一次，连续针三至七日。针毕，用促孕凉血膏贴神阙穴和气穴，每日一贴，连续贴一周。

典型病例摘要：韩××，女，32 周岁，济南人。于 2018 年 9 月 28 就诊。

患者自述：14 岁月经初潮，自初潮时月经周期就不准，时有并月，经来量少，身热乏力，结婚六年，经多方治疗，仍未孕。婚前吃过减肥药，平时服用单验方和美容保健产品。婚后做过多次检查，做过输卵管通水，输卵管造影，宫腔镜检查，做过针灸。检查诊断为多囊卵巢综合征，内分泌紊乱，宫颈炎，宫颈糜烂等。一直进行中西医治疗数年至今未孕，慕名就诊。

体检：患者身体稍胖，精神好，了解很多医学知识，也提问了很多中西医相关生育的医学知识。舌质淡红，苔薄黄，悬雍异常，脉弦滑。

诊断：血热体湿，湿阻经络。

治法：清热除湿，养血调经。自我交替推、捏带脉诸穴。用促孕凉血膏贴神阙穴和气穴，每日一贴，连续贴一周。

处方：促孕除湿汤加减。减地骨皮、车前子，加川军 9 g，黄芩 9 g，白芍 30 g 用最大量。水煎服，每日一剂。两周一疗程，每疗程间隔两周，间隔期间使用霞天曲加阿莫西林全量治疗一周。四个疗程后怀孕。嘱其停止一切单验方、补品。怀孕后严格禁食或慎食"最新妊娠禁忌"中的所有食物。

　　病例分析：患者身体稍胖，悬雍异常，有生殖轴"上、中端"障碍的表现。14岁月经初潮，初潮时月经周期不准，时有并月，经来量少，身热乏力，苔薄黄，悬雍异常，脉弦滑。中医辨证为血热体湿，湿阻经络。治以清热除湿，养血调经。用促孕除湿汤减地骨皮、车前子。加川军、黄芩以重清利，加大白芍用量以调经养血，达到抑制免疫过强的作用。辅以阿莫西林以消除生殖通道炎症。加霞天曲以祛湿祛痰。四个疗程后怀孕，虽然治疗时间不长，但在治疗期间患者多次产生疑问，经过多次解释督促，才勉强按医嘱服完四个疗程。恰好怀孕，患者十分惊喜。

第六节　引起不孕不育的第六大因素 ——生殖器结核

　　生殖器结核分枝杆菌感染如图4-6-1所示。女性结核分枝杆菌感染引起的不孕不育在20世纪六七十年代前多见，当前已经很少见。治疗一般采用国家专业机构统一处方。如果需要备孕，要在专业机构治疗方案完成以后才能进行。对各型结核的备孕治疗一般坚持一个原则，即不可重补，活血化瘀药物不可重用。对输卵管感染闭塞者应告知患者病情，在使用促孕方的同时，可采用辅助生殖技术。

　　治法：一般采取祛痰、养阴、补虚、杀虫的方法联合用药。

　　中医辨证论治：中医对结核的认识，在古代一般称"痨"。但生殖器结核还是在"石瘕""肠覃""肠癖"之列。

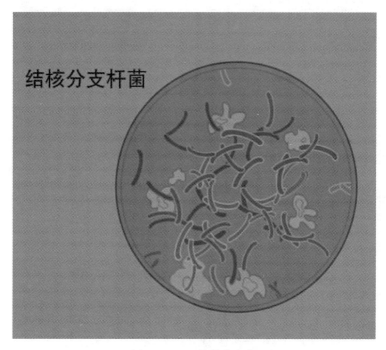

结核分支杆菌

图4-6-1 结核分支菌

可能与"痨"有关联的缘故，辨证论治也在其中。如"阴阳两虚型""阴虚火旺型""肺阴亏损型"等。当前一般是在现代医学病名引导下利用中医理论辨证论治。

生殖器结核的理疗原则：虚证者，灸、用补法鱼际擦或摩带脉。用补法推、灸、鱼际擦或摩任脉，外敷天癸膏。实证者，针，掐、按、推，捏、拿或指按冲脉或督脉，用泻法推或拿带脉，贴促孕凉血膏。寒证者，用补法灸、摩、鱼际擦或运带脉，灸、鱼际擦或摩任脉，贴促孕活血膏。热证者，用泻法针，掐、按、推，捏、拿带脉或冲脉，贴促孕凉血膏。混合证者，需根据患者身体状况酌情组合理疗处方，选择对证贴剂。

一、肺阴亏损型

症见：明显疲惫，虚弱，盗汗。有干咳或痰中带血丝，体瘦，咽干，脸颊潮红，舌红，苔少，脉缓无力。

治法：补肺固肾。

方名：促孕固肾汤加减。

处方：鹿茸 3 ~ 6 g，鹿胎粉 3 ~ 9 g，菟丝子 6 ~ 9 g，淫羊藿 6 ~ 9 g，仙茅 3 ~ 6 g，续断 3 ~ 6 g，桑寄生 3 ~ 6 g，茯苓 9 ~ 12 g，白芍 6 ~ 30 g，丹参 6 ~ 9 g，红参 1 ~ 3 g，当归 3 ~ 9 g，熟地 6 ~ 9 g，香附 6 ~ 12 g，龟甲 3 ~ 9 g，甘草 3 ~ 6 g，川芎 3 ~ 6 g，阿胶 6 ~ 10 g。上方加百部 9 g，紫河车 9 g，减甘草、川芎、白芍、丹参。水煎服，每日一剂，分早晚两次空腹服用。紫河车、鹿胎粉、鹿茸合并打粉，等分两份，用煎好的汤剂冲服。连续服两周，观察两周为一疗程。可根据患者体质状况，在观察期间使用霞天膏和西药辅助治疗。

理疗措施：灸带脉，自维道、五枢、带脉穴左右分别灸一桩，每日一次，连续灸三至七日。按或摩任脉，自中极、关元、石门、气海、阴交至神阙止，往复 30 ~ 90 次，每日一次，以皮肤有热感为度，连续运三至七日。运毕，用天癸膏贴神阙穴，每日一贴，连续贴七至十日。

二、阴虚火旺型

症见：面颊潮红，体瘦盗汗，心烦易怒，口干目赤，失眠健忘，舌燥，苔少，脉浮无力。

治法：滋阴养肝，泻火调血。

方名：促孕清肝汤加减。

处方：鹿茸 3 ~ 6 g，鹿胎粉 3 ~ 9 g，淫羊藿 6 ~ 9 g，黄芩

6～9g，白芍6～30g，归尾3～6g，地榆6～9g，元胡6～9g，白术3～9g，甘草3～6g，茯苓9～12g，钩藤3～6g。上方减甘草、白芍、丹参，加龟甲3～9g，阿胶6～10g，生地6～9g，百部9g，紫河车9g。水煎服，每日一剂，分早晚两次空腹服用。紫河车、鹿胎粉、鹿茸合并打粉，等分两份，用煎好的汤剂温度适口后冲服。连续服两周，观察两周为一疗程。可根据患者体质状况，在治疗或观察期间使用霞天曲辅助治疗。

理疗措施：推带脉，维道，五枢，每日一次，连续推三至七日。针督脉，腰俞、命门、筋缩、神道，不留针。或用双拇指推冲脉，自横骨、大赫、四满、阴交、至商曲轻推，往复30～90次，每日一次，以皮肤有热感为度。连续推三至七日。推毕，用促孕凉血膏贴神阙穴和气穴，每日一贴，连续贴一周。

三、气阴耗伤型

症见：干咳，乏力，气短，舌淡，苔薄，纳差，脉细、数、弱。

治法：益气摄血。

方名：促孕补虚汤加减。

处方：鹿茸3～6g，鹿胎粉3～9g，红参1～3g，当归3～9g，熟地6～9g，丹参6～9g，香附6～12g，龟甲3～9g，黄芪9～12g，白术3～9g，赤芍6～9g，甘草3～6g，续断3～6g，川芎3～6g，阿胶6～10g。上方减甘草、川芎、丹参，加紫河车9g，百部9g。水煎服，每日一剂，分早晚两次空腹服用。紫河车、鹿胎粉、鹿茸一起打粉，等分两份，用煎好的汤剂冲服。连续服两周，观察两周为一疗程。可根据患者体质状况，在治疗或观察期间使用霞天膏和西药辅助治疗。

理疗措施：灸带脉，自维道、五枢、带脉穴左右分别灸一桩，每日一次，连续灸三日。摩任脉，自中极、关元、石门、气海，阴交至神阙止，往复 30～90 次，每日一次，以皮肤有灼热感为度，连续运三至七日。摩毕，用天癸膏贴神阙穴，每日一贴，连续贴一周。

四、阴阳两虚型

症见：体瘦，懒言、神靡、气短，手冷、脚凉、喜温，怕冷，怕热。自汗、盗汗、月经不调，闭经，舌淡，脉微，缓无力。

治法：补气补血、补阴益阳。

方名：促孕补虚汤。

处方：鹿茸 3～6g，鹿胎粉 3～9g，红参 1～3g，当归 3～9g，熟地 6～9g，丹参 6～9g，香附 6～12g，龟甲 3～9g，黄芪 9～12g，白术 3～9g，赤芍 6～9g，甘草 3～6g，续断 3～6g，川芎 3～6g，阿胶 6～10g。上方减甘草、川芎、白芍、丹参，加紫河车 9g，百部 9g，鹿角 6g。水煎服，每日一剂，分早晚两次空腹服用。紫河车、鹿胎粉、鹿茸、鹿角合并一起打粉，等分两份，用煎好的汤剂温度适口后冲服。连续服两周，观察两周为一疗程。视患者病情、症状及身体状况，在观察期间使用霞天膏和西药辅助治疗。

理疗措施：灸带脉，自维道、五枢、带脉穴左右分别灸一桩，每日一次，连续灸三日。用补法掌摩任脉，自中极、关元、石门、气海，阴交至神阙止，往复 30～90 次，每日一次，以皮肤有灼热感为度，连续摩三至七日。摩毕，用天癸膏贴神阙穴，每日一贴，连续贴 7 至 10 日。

典型病例摘要：张××，女，28 周岁，农民，本地人。

于 2010 年 12 月 12 日就诊。

患者自述：16 岁月经初潮，婚后有一女孩，备孕三年未孕，曾中医治疗一年，医院检查正常。平时月经周期尚准，偶尔并月。经量少，质淡，色暗，经来腹痛，头晕无力，出汗胸闷。现在正值月经前期，感觉头痛乏力，干咳，想用中医中药调理。

体检：患者明显消瘦，面容灰暗，精神疲惫，少声懒言，面色黄，舌苔白，舌质淡，脉缓无力。

诊断：阴阳两虚、气血郁滞。

治法：升阳补阴，化瘀活血。自我交替摩、运带脉诸穴。用天癸膏贴神阙穴，每日一贴，连续贴一周。

处方：促孕补虚汤加减。减甘草、川芎、白芍、丹参，加紫河车 9g，百部 9g，鹿角 6g，水煎服。连服三剂后，因中药奇缺，改为与促孕补虚汤处方相近的中成药，鹿胎膏、碳酸氢钠、霞天膏连续服用两周，停两周。两个疗程后怀孕，嘱其停药。怀孕六个月后因发热，干咳，痰中有血丝，经县医院诊断为肺部结核感染，因考虑胎儿原因，转入专科医院，经住院治疗保胎，足月剖宫产，生一女孩，因发现腹腔有结核感染，同时手术治疗。

病例分析：当前结核病已经纳入国家专业部门治疗。在基层，对于有备孕要求的结核分枝杆菌感染者一定要询问清楚，是否为治疗期或结核活动期，防止患者隐私泄露或患者隐瞒结核病史。

第五章

三医堂家传妇科中西医结合诊疗

第一节　不孕不育的现代医学治疗原则

一、抗生素与中药

抗生素与中药的配伍问题一直备受争议，并且已经进入误区。事实上，中医使用抗生素的历史比西医早数千年，古代中医前辈一直是把抗生素当作中药使用的，当前正在使用的曲类药品就是物证。现代科学证明，发酵食品，曲类中药即是利用了霉菌的代谢产物——抗生素的药理作用。

中医前辈们在利用霉菌做催化反应获得特殊药品成分时，在很大程度上是利用了制曲发酵过程中霉菌的代谢产物——抗生素。如曲类中药六神曲、半夏曲、建神曲、白酒曲、沉香曲、采云曲、霞天曲等，就是利用了霉菌代谢产生"抗生素"成分。其药理作用有《本草备要》中论述的霞天曲"治沉疴痼痰，功效最烈"；现代《饮片新参》也有"健胃化痰，消宿饮、癖块、痰核"的描述。霞天曲的配方为"制半夏、焦冬术、白茯苓各9斤，党参12斤，炙甘草4.5斤，广陈皮4.5

斤，霞天膏 12 斤"（霞天膏为黄牛肉煎熬制成膏状，相当于现代医学的培养基）。从组方的品种看，每一种药材都无法达到这个治疗效果。在现代医学理论中"沉疴"为重病、慢性病，"痼疾"为很难治愈的病。而"痰"则为代谢物及分泌物输送障碍或代谢物及分泌物的性质改变，或由感染、重度炎性反应引起的生理通道阻塞，器质性改变等。"痰核"即现代医学所称的"淋巴结"，"癖块"即腹部"包块"。这不难看出只有经过发酵后，霞天曲中所含的抗生素成分才能达到"治沉疴痼痰""消宿饮、癖块、痰核""功效最烈"的效果。

再者，霉菌的存在要比人类的存在还要早，霉菌的代谢物——抗生素与中药在自然界是共存的，特别是在中药的储存期间。因此抗生素与中药的同时使用是不违背自然规律的。但抗生素的配伍和中药"十八反十九畏"以及西医配伍禁忌一样，也有配伍禁忌。如氨基甙类抗生素不能与中药清热解毒类配伍等。

青霉素族和大环内酯类（红霉素族）抗生素与中药同时使用没有明显不良反应，但为安全起见，在备孕期饱和治疗时，中西药可分开使用，半量时可中西药同时使用。氨基甙类、四环素类、抗结核类药物因有不同程度影响胚胎正常发育的可能，因此在备孕期间，或怀孕后不可使用。一般不提倡与清热解毒药配伍。常规治疗时要分开或减量使用，饱和量治疗时不可与中药同时使用。

合成抗生素如：磺胺类、喹诺酮类等在备孕期间不可使用，常规治疗的联合使用问题因没有经验和数据可供专业工作者探讨。

二、辨证不明

病因复杂辨证不明确的病例，可突破常规，用中医理论组方，中西药并用可收到特殊效果。

三、过敏体质

体液和细胞免疫功能过强，特别是体液免疫过强者，体质较强的患者，可酌情使用免疫抑制剂如糖皮质激素，白芍 6 ~ 30 g，昆明山海棠 1 ~ 3 g 等。对白带增多，黏稠，输卵管炎，输卵管积液患者，可考虑使用黏蛋白失活药物，以切断黏蛋白的粘键，如舍雷肽酶或乙酰半胱氨酸等，使黏液变稀，尽快从体内流出或尽快吸收，有利于精子运动。也可以与山莨菪碱或颠茄草等联合应用，减少黏液分泌，促进液体吸收，以达到疏通受孕通道的目的。

四、体虚体弱

对于病程长，体弱、体虚的患者，可加大红参及黄芪用量。免疫功能偏低的患者可以考虑使用三磷酸腺苷，以增加细胞和卵泡营养及能量。

五、备孕期

备孕期间，对于病原体感染的患者，可同时使用大环磷内酯类抗生素，或青霉素，对受孕没有明显影响。现代研究证明，大环磷内酯类抗生素对革兰氏阳性菌、军团菌、弯曲菌、支原体、衣原体、鲁卡菌、分枝杆菌和某些厌氧菌以及某些大型病毒有抑制作用。碳酸氢钠有改变女性阴道酸碱度和抗霉菌的作用，可延长精子寿命。与某些抗生素配伍效果会增强。因此用于没有明确诊断的妇科疾病有意想不到的效果，并且中西药配伍没有明显不良反应。

六、禁用抗生素

备孕期间，禁止使用氯霉素，氨基甙类抗生素，喹诺酮类抗生素，硝唑类抗生素，四环素族磺胺类抗生素，及抗结核药物。确实需要使用的，要暂停备孕。与中药配伍时不宜与清热解毒以及清热燥湿类药物同时使用，如黄芩、黄柏、连翘等。

七、抗霉菌药物

备孕期间，抗霉菌药物禁止使用，轻度霉菌感染可停用抗生素，同时使用碳酸氢钠辅助治疗。

八、胎儿性别

药物诱导胎儿性别古今有很多方法（怀孕后转胎不可靠），但都没有明确数据。当前公认对胎儿性别有影响的自然因素很多，除遗传因素外，如饮食营养结构，酸性碱性体液，受孕通道环境的酸碱度，宇宙射线，紫外线强度，温度过高过低都可微妙的影响胎儿的性别。

第二节　中西药并用的治疗方案

一、生理性不孕

（一）孕前生理知识学习很重要

环境不良和双方接触时间较短者，适当调节环境和增加接触时间即可。

治法：可适当使用促孕活血汤加减。

（二）先天性发育不良者可根据情况对症治疗

（1）先天发育迟缓，幼稚子宫。

现代医学一般用激素疗法，中医以补肾为主。

治疗方案：轻型如先天性发育不良、发育迟缓，遗传性不孕。月经周期正常者可单用促孕全能汤（秘）或促孕固肾汤加减。重型如小指奇短，头小，二目间距或宽或窄。悬雍异常，掌纹纷乱，鼻涕流涎，语言不清者，应考虑下丘脑－垂体－性腺轴"上端"障碍。中医以补肾补阳为主，激素疗法辅助。可根据患者体质状况，在治疗或观察期间使用激素疗法。

理疗措施：灸带脉，用双手轻推任脉，用天癸膏贴神阙穴。

（2）发育异常。

双子宫或双角子宫，阴道纵横膈等重度情况可手术，轻度以补肾活血化瘀同用。

治疗方案：重型如幼稚子宫或双子宫，月经不调或遗传性不孕，无月经者，小指奇短，身材小、头小，双悬雍或悬雍异常，掌纹纷乱者，可以使用现代医学雌激素加孕激素治疗与中药同时服用。雌二醇服用十天加服黄体酮，连服三个周期。促孕全能汤（秘）加减或促孕固肾汤加减，加紫河车9 g，水煎服，每日一剂，连服两周，观察两周，同时服用霞天膏。

理疗措施：灸带脉，用双手轻推任脉，用天癸膏贴神阙穴。

（3）遗传性不孕。

有月经者对症治疗。促孕全能汤（秘）加减或促孕固肾汤加紫河车9 g，水煎服，每日一剂。

理疗措施：灸带脉，用双手轻推任脉，用天癸膏贴神阙穴两周。

二、心理性不孕

治疗以调整心态和期望值为主，适当使用促孕固肾汤，以及促孕固肾理疗措施。

三、医源性不孕

一般停止用药，或改变接触环境。同时使用促孕固肾汤加减，以及促孕固肾理疗措施。

四、病理性不孕

详见上章节

五、免疫性不孕

治法：控制细胞免疫过强与抗精子抗体，重用白芍。

方名：促孕全能汤（秘）加减或促孕凉血汤加减。

处方：鹿茸 3 g，鹿胎粉 3 g，白芍 30 g（最大量）、生地 6 ~ 9 g，当归 3 ~ 9 g，益母草 6 ~ 9 g，元胡 6 ~ 9 g，白术 3 ~ 9 g，甘草 9 g，续断 3 ~ 6 g，茯苓 9 ~ 12 g。香附 6 ~ 12 g，龟甲 3 ~ 9 g，地骨 3 ~ 6 g，元胡 6 ~ 9 g，莱菔子 6 ~ 9 g，丹皮 6 ~ 9 g。重用白芍、甘草，加川军 9 g，水煎服，每日一剂。鹿胎粉、鹿茸合并打粉，等分两份，用煎好的汤剂冲服，分早晚两次空腹服用。连续服两周，观察两周为一疗程。可根据患者体质状况，在治疗或观察期间使用西药抑制免疫和抗过敏治疗。

理疗措施：针带脉，维道、五枢、带脉穴，不留针，每日一次，连续针三日。用右手按或推捏任脉，自中极穴、关元、石门、气海、阴交至神阙穴止，往复 30 ~ 90 次，每日一次，连续推三至七日。推毕，用促孕凉血膏贴神阙穴，每日一贴，连续贴一周。

第三节 针灸、艾灸、贴敷、推拿、按摩的妇科临床应用

针、灸、推拿、按摩是中医最古老的治疗手段，起源久远，中医古籍中多有记载。应用于妇科的历史基本和起源同步。

特别提示：因带脉穴在第十一肋骨游离缘下方垂直连线和脐水平线的交点上。此处在人体的敏感区域边缘，因此在实施掐、按、摩、捏时会引起患者敏感反应，应避免使用以上手法，或嘱病人自行操作。

一、针灸的方法与选穴

针灸操作流程：古代大多用银针，现代大多用不锈钢毫针（见图5－3－1）。一般治疗妇科不孕使用一至二寸毫针，用75％的酒精消毒患者皮肤，待干燥后用"扩展皮肤法"施针。

1. 针灸穴位的作用与应用

（1）腧穴。

腧穴即俞穴。是人体经络、脏腑之气输注于体表的部位。其中包括十四经穴、经外奇穴与阿是穴。腧穴有双向调节作用，主要用于脏腑及与脏腑相关的五官七窍，皮肉筋骨疾病。在妇科应用腧穴偏于虚证。

（2）募穴。

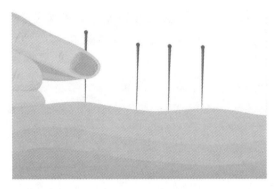

图 5 - 3 - 1　针灸

募穴主要用于治疗脏腑疾病。在妇科（孕育少用）应用募穴偏于实证。

（3）郄穴。

郄穴是经脉气血汇集的孔隙。在妇科（孕育少用），阴经的郄穴多用于血证，阳经的郄穴多用于痛证，如：足三里穴。

（4）络穴。

络穴是络脉自本经别出部位的腧穴。多用于经络脏腑疾病。

（5）原穴。

原穴是脏腑元气经过和留止的腧穴。分布于四肢远端，妇科孕育少用。

2. 针灸的针法与操作

（1）针刺。

针刺有直刺与斜刺之分。针进入皮肤或到达穴位，病人感"得气"（有酸、麻、胀感）后立刻拔出。

（2）留针。

针进入皮肤或到达穴位，病人感"得气"后停止向深层进针，让针留在穴位处停留适当时间。

（3）补泻。

用拇指与食指捻转针柄。顺时针方向捻转为补，逆时针方向捻转为泻。

（4）针灸。

古代用点燃的艾条接近针柄。现在一般用点燃的酒精棉棒闪触针柄。

适应部位：各经络皆可适用，如带脉、冲脉、任脉、督脉等。妇科针灸一般以下焦腧穴为主，特殊情况下与其他穴斟酌配方。

主治范围：实证、热证、里证、湿热、痰阻。阴阳失调、"天癸"病、冲任失调、督带失调、五脏失调等。

注意事项：根据病人状况选择针刺、留针，或补泻，或针灸。针灸一定要注意不可过热以防引起烫伤。施针时一定要注意"腹如井，背如饼"的人体特点。进针要适度，背部及重要脏器部位要斜刺、浅刺。

二、艾灸的方法与选穴

操作流程：艾灸（见图5-3-2）有直接灸和间接灸。直接灸包括实按灸、隔物灸、瘢痕灸等。间接灸有雀啄灸和隔空灸。可根据患者体质状况和病情选择艾灸方法。用75%的酒精消毒患者皮肤，待干燥后施灸。一定要注意患者不能离开医者视线，切不可过热而致烫伤。妇科备孕治疗禁止使用瘢痕灸。

适应部位：各经络皆可适用，如带脉，冲脉，任脉，督脉等。

功效：温经散寒，行气通络，扶阳固脱，调节阴阳。

主治范围：虚证、寒证、表证。阴阳失调、"天癸"病、

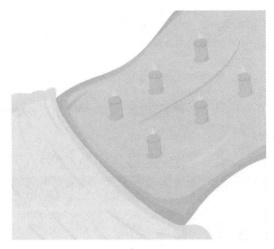

图 5 - 3 - 2   艾灸

冲任失调、督带失调、五脏失调等。

三、贴敷的方法与选穴

贴敷是根据不同的病症选择相对应的贴膏和穴位，来进行贴敷治疗。三医堂家传妇科常用自制贴剂，有"天癸膏""促孕活血膏""促孕凉血膏"。

操作流程：用75%的酒精消毒患者皮肤，待干燥后把膏药适当加热贴于相应穴位，二十四小时后取下，晾干穴位处皮肤再换贴第二剂。

适应部位：各经络皆可适用，如带脉、冲脉、任脉、督脉等。

功效：调和诸药，辅助治疗。

主治范围：各类妇科疾病。在此只论述备孕期适用范围。

（1）天癸膏，备孕期患者虚证、寒证。

（2）促孕活血膏，备孕患者实证、里证、瘀阻证。

（3）促孕凉血膏，备孕患者热证，实证、里证、痰证，湿证。

四、推、拿、按、摩的方法与选穴

推、拿、按、摩是中医常用的理疗方法，具体操作是根据患者病情及体质状况，选择相应的手法及穴位。

具体方法：古代用葱姜汁，滑石粉或胡麻油作润滑剂。当前常规使用胡麻油、液体石蜡、甘油、液体凡士林等加入相关药物作为润滑剂。三医堂家传妇科一般使用自制"活血精油""凉血精油"作为辅助治疗和润滑。

推、拿、按、摩有"补""泻"之别，从远心端穴位向近心端穴位实施的手法为"补"，从近心端穴位向远心端穴位实施的手法为"泻"。

（一）推捏法

操作流程：用酒精消毒患者皮肤，干燥后根据患者辨证分型，涂凉血精油或活血精油作辅助治疗润滑剂。医者用左或右拇指桡侧面为着力点，如图5-3-3所示，自起始穴位向前直推，到达终点穴位时，用拇指和食指腹面捏起皮肤上提，让皮肤通过弹性收缩脱离医者对捏的手指。根据患者身体状况及病情确定推捏力度和反复次数。

适用部位：推捏法主要适用于皮肤松弛的部位，如带脉、冲脉、任脉。

理疗功效：行气止痛，调经活络，调气调血。

主治范围：实证、热证、瘀证。阴阳失调、"天癸"病、冲任失调、督脉失调、带脉失调。

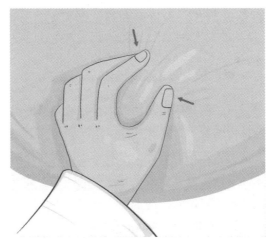

图 5 - 3 - 3 推捏法

（二）指推法

操作流程：用酒精消毒患者皮肤，干燥后根据患者辨证分型，涂凉血精油或活血精油作辅助治疗润滑剂。医者以手食指、中指腹面为着力点，如图 5 - 3 - 4 所示，自起始穴位向前直推，到达终点穴位后，手指离开患者皮肤回到起始穴位再重复前推。根据患者身体状况及病情确定指推力度和反复次数，以皮肤有灼热感为度。

适用部位：主要适用于皮肤较紧部位，如督脉。皮肤松弛部位，如冲脉、任脉、带脉实施力度要轻。以患者屏气时，手感觉患者腹肌绷紧为宜，前推时，以手指刚好能在患者皮肤上滑动而不过度牵拉皮肤为度。

理疗功效：行气止痛，温经活络，调和气血。

主治范围：实证、热证、里证、痛经。阴阳失调、"天癸"病、冲任失调、督带失调。

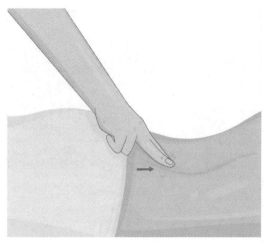

图 5 - 3 - 4　指推法

（三）掌推法

操作流程：用酒精消毒患者皮肤，干燥后根据患者辨证分型，涂凉血精油或活血精油作辅助治疗润滑剂。医者用手掌侧为着力点，如图 5 - 3 - 5 所示，自起始穴位向前直推，直至终点穴位。以手掌刚好能在患者皮肤上滑动而不过度牵拉皮肤为度。根据患者身体状况及病情确定掌推力度和反复次数，以皮肤有灼热感为度。

适用部位：掌推法主要适用于皮肤较紧的部位，如督脉。皮肤松弛部位，如冲脉、任脉、带脉，实施力度要轻，以患者屏气时，手感觉患者腹肌绷紧为宜，前推时，以手掌刚好能在皮肤上滑动而不过度牵拉患者皮肤为度。

理疗功效：行气止痛，温经活络，调和气血，平衡阴阳。

主治范围：实证、热证、里证。阴阳失调、"天癸"病、冲任失调、督脉失调、带脉失调。

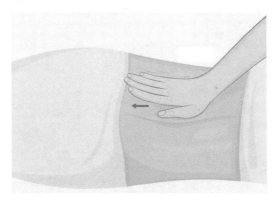

图 5 - 3 - 5   掌推法

改变手法也可用于寒证、虚证。

(四) 鱼际推法

操作流程：用酒精消毒患者皮肤，干燥后根据患者辨证分型，涂凉血精油或活血精油作辅助治疗润滑剂。医者用手大鱼际或小鱼际为着力点，如图 5 - 3 - 6 所示，自起始穴位向前直推，根据患者病情及体质状况确定直推力度与反复次数，以皮肤有灼热感为度。

适用部位：主要适用于皮肤较紧部位，如督脉。也可用于冲、任、带脉，但实施力度要轻，以患者屏气时，手感觉患者腹肌绷紧为宜，前推时手刚好能在皮肤上滑动而不过度牵拉患者皮肤为度。

理疗功效：行气止痛，温经活络，调和气血，平衡阴阳。

主治范围：虚证、寒证。阴阳失调、"天癸"病、督脉失调、带脉失调。

(五) 拿法

操作流程：用酒精消毒患者皮肤，干燥后根据患者辨证分

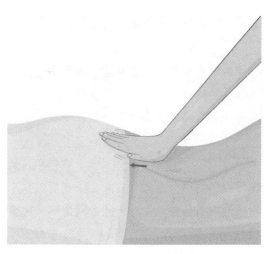

图 5 - 3 - 6　大鱼际推

型，涂凉血精油或活血精油作辅助治疗润滑剂。医者手屈指并张开似钳状，拇指、食指与其他三指相对，捏起皮肤，如图 5 - 3 - 7 所示，一捏，一提，一松。自起始穴位至终点穴位向前实施，或在同一穴位反复实施。根据患者身体状况及病情确定拿的力度和反复次数。

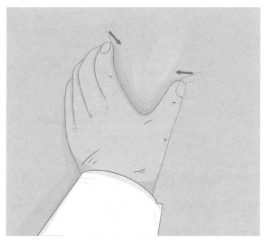

图 5 - 3 - 7　拿法

适用部位：除带脉穴外适用于各个部位。带脉穴可嘱患者自我操作。

理疗功效：解表发汗，镇静止痛，通经活络，凉血祛湿。

主治范围：实热证、痰湿证、气血瘀滞。阴阳失调、"天癸"病、冲任失调、带脉失调、督脉失调等。

（六）指按法

操作流程：用酒精消毒患者皮肤，干燥后根据患者辨证分型，涂凉血精油或活血精油作辅助治疗润滑剂。医者用右手拇指腹面或食指与中指并齐，用两指腹面为着力点，如图5-3-8所示，自起始穴位起向前逐一按压，到达终点穴位后再重复。根据患者身体状况及病情确定指按力度和反复次数。

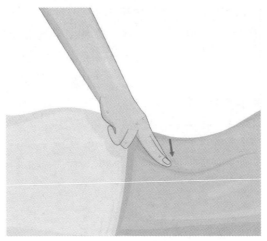

图5-3-8　指按法

适用部位：主要适用于皮肤较紧部位，如：督脉。也可在冲脉、任脉、带脉实施，但力度要轻，以患者屏气为度，手指刚好能感觉到患者腹肌绷紧后稍用力即可。

理疗功效：通经散寒，镇静止痛，活血化瘀，调节阴阳。

主治范围：寒证、瘀证、虚证。阴阳失调、"天癸"病、督脉失调、脏腑失调、气血失调等。

（七）掌按法

操作流程：用酒精消毒患者皮肤，干燥后根据患者辨证分型，涂凉血精油或活血精油作辅助治疗润滑剂。医者用手掌侧为着力点，自起始穴位向前逐一按压，如图5-3-9所示，到达终点穴位后再重复操作，根据患者身体状况及病情确定反复次数。

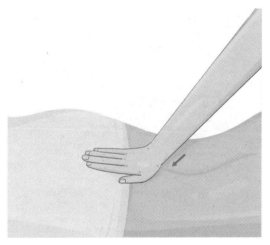

图5-3-9　掌按法

适用部位：主要适用于皮肤较紧部位，如督脉。也可在冲脉、任脉、带脉掌按，但实施力度要轻，以患者屏气为度，手掌刚好能感觉到患者腹肌绷紧后稍用力即可。

理疗功效：通经散寒，镇静止痛，活血化瘀，调节阴阳。

主治范围：虚证、寒证。改变手法也可用于实证、热证，气血瘀滞、阴阳失调、"天癸"病、督脉失调等。

（八）指摩法

操作流程：用酒精消毒患者皮肤，干燥后根据患者辨证分型，涂凉血精油或活血精油作辅助治疗润滑剂。医者用手食指、中指腹面为着力点，如图 5 - 3 - 10 所示，自起始穴位做螺旋向前运动，力度以手指刚好能在患者皮肤上滑动为度，到达终点穴位后再重复操作，也可单穴位做圆周运动。根据患者身体状况及病情确定反复次数，以皮肤有灼热感为度。

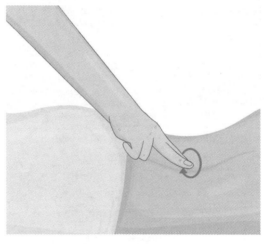

图 5 - 3 - 10　指摩法

适用部位：医者实施，除带脉穴外适用于任何部位。带脉穴指摩可嘱患者自我操作。

理疗功效：疏肝理气，益气和中，通经散寒，调节阴阳。

主治范围：虚证、寒证、表证。阴阳失调、"天癸"病、冲任失调、督带失调、气血失调等。

（九）掌摩法

操作流程：用酒精消毒患者皮肤，干燥后根据患者辨证分型，涂凉血精油或活血精油作辅助治疗润滑剂。医者用手掌侧为着力点，如图5-3-11所示，自起始穴位起向前做螺旋运动，力度以手掌刚好能在患者皮肤上滑动为度，到达终点穴位后再重复操作，也可单穴位做圆周运动。根据患者身体状况及病情确定力度与反复次数，以皮肤有灼热感为度。

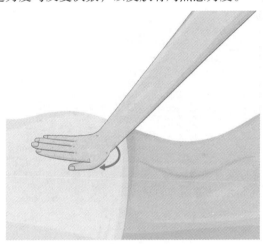

图5-3-11　掌摩法

适用部位：医者实施，除带脉穴外适用于任何部位。带脉穴掌摩可嘱患者自我操作。

理疗功效：疏肝理气，益气和中，通经散寒，调节阴阳。

主治范围：虚证、寒证。阴阳失调、"天癸"病、冲任失调、督带失调、气血失调。

（十）拇指运法

操作流程：用酒精消毒患者皮肤，干燥后根据患者辨证分型，涂凉血精油或活血精油作辅助治疗润滑剂。医者用手拇指腹面为着力点，如图5-3-12所示，在穴位上向食指方向重复做半圆或圆周运动。力度以手指刚好能在患者皮肤上滑动为度。也可根据患者身体状况及病情确定运法力度和往复次数，以皮肤有灼热感为度。

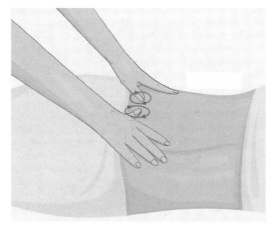

图5-3-12　拇指运法

适用部位：医者实施，除带脉穴等敏感部位外适用于任何部位。带脉穴可嘱患者自我实施。

理疗功效：清热除烦，健脾理气，益气和中，调节阴阳。

主治范围：热证、实证。阴阳失调、"天癸"病、冲任失调、督带失调、五脏失调、气血失调等。

（十一）掐法

操作流程：用酒精消毒患者皮肤。医者用手拇指紧压皮肤再用甲部在穴位上用力掐之，如图 5 - 3 - 13 所示，冲脉、任脉、带脉实施力度要轻，以患者屏气为度，手指刚好能感觉到患者腹肌硬度后稍用力即可。也可根据患者身体状况及病情确定掐的力度和反复次数。

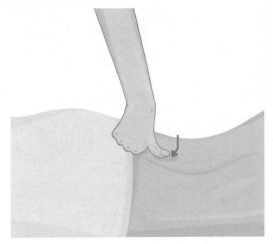

图 5 - 3 - 13　指掐法

适用部位：主要适用于皮肤较紧部位，如足三里。

理疗功效：温经止痛，活血通络，醒神救逆。

主治范围：实证、热证、湿热、瘀阻、痛经。阴阳失调、"天癸"病、督带失调，脏腑失调、气血失调等。

（十二）鱼际擦法

操作流程：用酒精消毒患者皮肤，干燥后根据患者辨证分型，涂凉血精油或活血精油作辅助治疗润滑剂。医者伸直四指，拇指跷起，用手大鱼际或小鱼际为着力点在穴位上或经络上前后来回摩擦，如图 5 - 3 - 14、图 5 - 3 - 15 所示，力度以手刚好能在患者皮肤上滑动为度。也可根据患者身体状况及病情确定鱼际擦的力度与反复次数，以皮肤有灼热感为度。

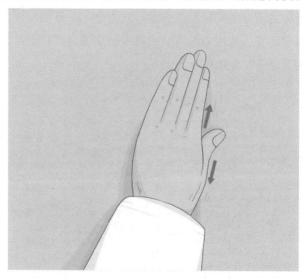

图 5 – 3 – 14   大鱼际擦法

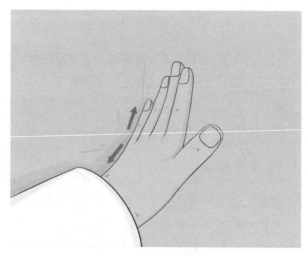

图 5 – 3 – 15   小鱼际擦法

适用部位：医者实施，除带脉穴外适用于任何部位。带脉穴鱼际擦可嘱患者自我操作。

理疗功效：行气活血，温经通络，健脾和胃，调节阴阳。

主治范围：虚证、寒证。阴阳失调、"天癸"病、冲任失调、督带失调、脏腑失调、气血失调等。

第四节　脉诊、舌诊

一、脉诊

中医脉诊源远流长，博大精深，因篇幅所限，在此只对三医堂秘籍脉诊作简明扼要的论述。

医者用食指、中指、无名指分别按住寸、关、尺脉，如图5-4-1所示。左手脉代表心、肝、肾。右手脉代表肺、脾、胃。即，心肝居左，脾肺居右。

1. 快脉

脉数是"热"的表现，治疗需要清热。

2. 慢脉

脉迟、缓是"寒"的表现，治疗需要温阳散寒。

3. 无力脉

脉弱无力是"虚"的表现，治疗需要补。

4. 脉弦、滑、弘、数

是"实"的表现，治疗需要泻。

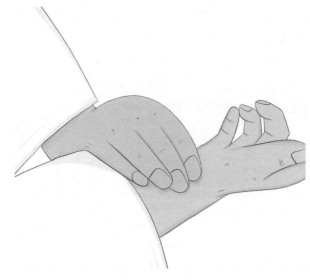

图 5 - 4 - 1　脉诊

5. 脉浮浅

是证在"表"的表现，治疗需要解表。

6. 脉沉深

是证在"里"的表现，治疗需要温里。

二、舌诊

舌诊是中医四诊之一望诊的重要一项，在此只对三医堂秘籍舌诊简洁论述。

让患者坐正，张大嘴尽量伸舌，如图 5 - 4 - 2 所示，进行观察辨证。

（1）舌边代表肝胆。

（2）舌中间代表脾胃。

（3）舌根代表肾。

（4）舌尖代表心。

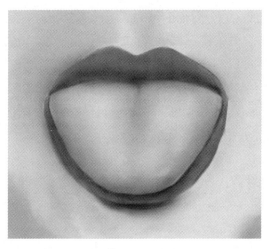

图5-4-2　舌诊

（5）舌干是瘀血之兆。

（6）舌苔厚是湿热之兆。

（7）舌红为心火。

（8）舌白为脾虚湿重。

第五节　促孕汤原方方解

促孕汤中的鹿茸、鹿胎粉、红参、紫河车，不放入汤剂中煎熬。可打粉，等分两份，分次用煎好的汤剂冲服。对冲服确实有困难的敏感病例，也可与诸药同煎，但要稍加剂量。

处方：鹿茸 3～6g，鹿胎粉 3～9g，红参 1～3g，淫羊藿 6～9g，熟地 6～9g，山药 6～9g，山茱萸 3～6g，黄芪 9～

12 g，丹参 6 ~ 9 g，阿胶 6 ~ 10 g，菟丝子 6 ~ 9 g，甘草 3 ~ 6 g，杜仲 3 ~ 6 g，肉桂 3 ~ 6 g，川芎 3 ~ 6 g，白芍 6 ~ 30 g，枸杞子 3 ~ 9 g，制首乌 3 ~ 6 g，香附 6 ~ 12 g，颠茄草 3 ~ 6 g，水煎服。

辅助治疗西药：山莨菪碱、碳酸氢钠、三磷酸腺苷、舍雷肽酶、阿奇霉素可根据患者主证与兼证的状况酌情使用。

辅助治疗中药：霞天膏、霞天曲。

方解：

（1）君药：鹿茸、鹿胎粉、红参。三味君药，入下焦，补肾元，益气养血，温养冲任，固养督带。奠定了本方温经补肾促孕的基础。

鹿茸、鹿胎粉味甘、咸，温。驱寒，养阴，温肾壮阳，生精益血，强筋补髓。寒气重者要加大用量，湿毒热盛者可减少用量。

红参味甘，性温，归肺、脾经。补脾益肺，养血调经，敛阴止汗，柔肝止痛。

现代医学证实，鹿茸、鹿胎粉所含有效成分能促进原始卵泡发育，调节内分泌功能。红参补元气、生津，对气血不足且偏阳虚者作用明显。

（2）臣药：阿胶、淫羊藿、熟地、肉桂、山茱萸、黄芪。诸臣药助君温补，填君不足。可通经活络，补肾填精，补血凉血，补气助阳，清热润燥，强筋祛湿，温补脾肾以增强君药之功效。

阿胶补血止血，滋阴润燥。淫羊藿味辛，性温。能补肾阳、强筋骨、祛风湿。地黄味甘，性寒。能清热、凉血、生津。肉桂味辛、甘，性热。能温补脾肾，散寒止痛，通利血脉。山茱萸补益肝肾，收涩固脱。黄芪补气升阳，固表利水。

通过调节或加减诸臣药的品种与剂量，实现辅助和调节君药的药性之"过"或不足，做到调节方剂的整体功效，对症下药，以适合患者复杂的病情与体质。

（3）佐药：甘草、杜仲、山药、川芎、白芍、丹参、菟丝子。诸佐药有清热解毒，活血凉血，补益肝肾，调经活络，安胎的功效，作用正是对君臣诸药不足的补充。

甘草味甘，性平。能和中益气、润肺祛痰、清热解毒、补脾和胃。杜仲味甘、微辛，性温。能补肝肾、益精气、强筋骨、安胎。山药具有补脾益肺、补肾填精、固涩功效。川芎味辛，性温，能活血行气、祛风止痛。白芍具有养血柔肝、止痛、敛阴止汗的功效。丹参活血凉血，化瘀镇痛。菟丝子归肝经、肾经，有补肾益肝功效。

现代医学证实，白芍有强力抑制免疫作用，对抗抗体产生，减缓免疫细胞对精子的追杀。免疫力过强者可超量使用，普通患者中量使用，免疫功能低下者可少量使用，以抑制或降低体液免疫过强。

通过调节或加减诸佐药的品种与剂量，实现辅助和调节君、臣药的药性及功效之偏，做到对症下药，以适合患者复杂的病情与个体差异。

（4）使药：枸杞子、制首乌、香附、颠茄草。诸使药有滋阴补血，补肝益肾，调经止痛的功效。枸杞子有补肾填精功效。首乌解毒、消痈，补肝肾、强筋骨、乌须发功效。香附性辛，微苦、微甘、性平，归肝、脾、三焦经。具有调经止痛，理气宽中等功效。颠茄草解痉止痛，坚筋骨，长肌肉，驱寒热邪气，有解毒作用。

在此方中，使药既是对君、臣、佐药功过与不足的调节，也是对个体差异患者灵活加减的辅助手段。如颠茄草有镇痉、镇痛、抑制分泌、扩张、解除微循环毛细血管痉挛的功效。对白带过多，输卵管阻塞，积液，子宫内膜炎，多囊卵巢，盆腔积液等病症，在减少分泌，加快吸收，解除炎性梗阻肿胀的治疗上有独特功效。

西药在促孕配方中的作用大多在"佐、使"药之列。广谱抗生素可抑制和杀灭多种细菌，消除受孕通道炎性反应。碳酸氢钠的作用是改变受孕通道酸碱度，抑制霉菌生殖，使之更适宜精子运动，延长精子的寿命，抑制免疫细胞对精子的追杀。三磷酸腺苷是一种细胞信息药物，它能给免疫系统提供假的细胞损伤信号，促使免疫系统驱动免疫蛋白，增强细胞免疫能力，清除受孕通道的微生物和坏死细胞，同时给发育期卵细胞提供能量，体虚和免疫功能低下者可大量使用，普通患者可中量使用，免疫功能过强者可小量使用。对输卵管因素和卵泡生长发育因素引起的不孕效果明显。舍雷肽酶，或乙酰半胱氨酸可使黏蛋白的粘键断裂失去黏性，使黏液稀疏便于从体内流出或尽快吸收，减小受孕通道阻力，便于精子和卵子通过。对于白带增多黏稠，宫颈炎或输卵管积液、阻塞的患者效果显著。

霞天膏有安中益气、养胃健脾、润泽祛痰、补腰膝功效。霞天曲有健脾健胃，祛湿祛痰，散结"治沉疴痼痰，功效最烈"的功用。因此，两者对于妇科疾病有较精准的针对性，是最好的辅助治疗良药。

综上所述可以看出，个别药品看似违背常理，与生殖毫不相干，如碳酸氢钠，颠茄草，三磷酸腺苷，舍雷肽酶等，但应用到处方中却恰到好处，起到了特殊的作用，解决了自古以来中西医无法解决的难题。因此使超越常规的促孕方显示了超越常规的智慧和疗效。

此方以"经络""气血""脏腑"三端作为论治主线，是对传统处方的创新与发展。全方以疗效为中心，遵循传统理论，通经活络，以补气、补血、补肾为主，适当清利祛湿，对妇科生殖障碍的治疗有很好的针对性。突破传统理论观念，通过调节君、臣、佐、使药及西药和霞天膏、霞天曲辅助治疗，对复杂的生殖障碍做到辨证清晰，对症下药。君、臣、佐、使，中西药互相协同，互相制约，获得了优异的功效。

第六节　三医堂家传妇科自拟秘方

一、促孕全能汤

处方：（秘）

作用与功效：通过加减实现补益脾肾，清热化瘀，凉血升阳，调血祛湿功效。

主治：肾元亏虚、脾肾两虚、血热血瘀，湿凝胞络，阴阳失调。

用法用量：水煎服，每日一剂。鹿胎粉、紫河车、鹿茸合并一起打粉等分两份，用煎好的汤剂冲服，分早晚两次空腹服用（以下方同）。夏天可煎两次合并等分两份冰箱保存，晚上加热后空腹服用，冬天可一剂早晚各煎一次适口后服用（以下方同）。

可根据体重和病情调节用量。

不良反应：因性大补，有耗气表现，有引起虚火旺盛的可能，调节用量可以避免。

二、促孕行气汤

处方：鹿茸 3~6 g，鹿胎粉 3~9 g，红参 1~3 g，菟丝子 6~9 g，淫羊藿 6~9 g，丹参 6~9 g，枸杞子 3~9 g，黄芪 9~12 g，阿胶 6~10 g，当归 3~9 g，熟地 6~9 g，香附 6~12 g，龟甲 3~9 g，白术 3~9 g，木香 3~6 g，甘草 3~6 g，小茴香 3~6 g。

作用与功效：行气化瘀、补肾祛寒，益气活血。

主治：气滞血瘀，行血不利，阳虚内寒。

用法用量：水煎服，每日一剂。（加减原则与其他用法、用量请参照促孕全能汤）

不良反应：无明显不良反应。

三、促孕活血汤

处方：鹿茸 3~6 g，鹿胎粉 3~9 g，红参 1~6 g，菟丝子 6~9 g，淫羊藿 6~9 g，阿胶 6~10 g，龟甲 3~9 g，仙茅 3~6 g，茯苓 9~12 g，丹参 6~9 g，钩藤 3~6 g，当归 3~9 g，益母草 6~9 g，熟地 6~9 g，香附 6~12 g，元胡 6~9 g，木香 3~6 g，川芎 3~6 g，赤芍 6~9 g。

作用与功效：通经活络、补脾养血，调节阴阳。

主治：气滞血瘀，脾虚血亏、冲任阻滞。

用法用量：水煎服，每日一剂。（加减原则与其他用法、用量请参照促孕全能汤）

不良反应：月经过多者减量。

四、促孕祛寒汤

处方：鹿茸 3~6 g，鹿胎粉 3~9 g，菟丝子 6~9 g，淫羊藿6~9g，桃仁6~9g，丹参6~9g，覆盆子9~12g，枸杞子3~9g，黄芪9~12g，鸡血藤6~10g，阿胶6~10g，红参1~3g，当归3~9g，熟地6~9g，香附6~12g，龟甲3~9g，木香3~6g，肉桂3~6g，川芎3~6g。

作用与功效：补肾养血、健脾祛寒、温经化瘀。

主治：血虚肾亏、带脉寒浸、脾气虚寒。

用法用量：水煎服，每日一剂。（加减原则与其他用法、用量请参照促孕全能汤）

不良反应：温补过重有伤血表现，有引起月经过多表现。

五、促孕除湿汤

处方：鹿茸3~6g，鹿胎粉3~9g，菟丝子6~9g，淫羊藿6~9g，茯苓9~12g，桑寄生3~6g，白芍6~30g，莲子6~9g。当归3~9g，益母草6~9g，生地6~9g，香附6~12g，龟甲3~9g，地骨皮3~6g，元胡6~9g，车前子3~6g，菖蒲3~6g。

作用与功效：化痰除湿、清热活血、化瘀散结。

主治：痰湿。寒湿凝滞、湿热瘀阻、痰湿内结。

用法用量：水煎服，每日一剂。（加减原则与其他用法、用量请参照促孕全能汤）

不良反应：无明显不良反应。

六、促孕凉血汤

处方：鹿茸3~6g，鹿胎粉3~9g，白芍6~30g，生地6~9g，当归3~9g，益母草6~9g，元胡6~9g，甘草3~6g，续断3~6g，茯苓9~12g，香附6~12g，龟甲3~9g，地骨皮3~6g，丹皮3~6g，白术3~9g。

作用与功效：凉血止血、养血通络、补气调经。

主治：热毒蕴结、冲任失调、胞络瘀阻。

用法用量：水煎服，每日一剂。用量可根据患者主证与兼证情况酌情加减品种及用量。（其他用法、用量请参照促孕全能汤）

不良反应：无明显不良反应。

七、促孕补虚汤

处方：鹿茸 3~6g，鹿胎粉 3~9g，红参 1~3g，当归 3~9g，熟地 6~9g，丹参 6~9g，香附 6~12g，龟甲 3~9g，黄芪 9~12g，白术 3~9g，赤芍 6~9g，甘草 3~6g，续断 3~6g，川芎 3~6g，阿胶 6~10g。

作用与功效：益气摄血、健脾补肾、补气调经。

主治：肾虚。脾肾两虚、阴阳两虚。

用法用量：水煎服，每日一剂。用量可根据患者主证与兼证情况酌情加减品种及用量。（其他用法、用量请参照促孕全能汤）

不良反应：无明显不良反应。

八、促孕散结汤

处方：鹿茸 3~6g，鹿胎粉 3~9g，淫羊藿 6~9g，黄芩 6~9g，白芍 6~30g，生地 6~9g，益母草 6~9g，元胡 6~9g，白术 3~9g，甘草 3~6g，续断 3~6g，茯苓 9~12g，川军 6~9g。

作用与功效：主要针对痰湿。清热除湿、化痰散结、行气通经。

主治：痰湿内结、胞血凝滞、气滞血瘀。

用法用量：水煎服，每日一剂。用量可根据患者主证与兼证情况酌情加减品种及用量。（其他用法、用量请参照促孕全能汤）

不良反应：无明显不良反应。

九、促孕固肾汤

处方：鹿茸 3~6g，鹿胎粉 3~9g，菟丝子 6~9g，淫羊藿 6~9g，仙茅 3~6g，续断 3~6g，桑寄生 3~6g，茯苓 9~12g，白芍 6~30g，丹参 6~9g，红参 1~3g，当归 3~9g，熟地 6~9g，香附 6~12g，龟甲 3~9g，甘草 3~6g，川芎 3~6g，阿胶 6~10g。

作用与功效：补肾益脾、滋阴养血、平衡阴阳。

主治：脾肾两虚、肾亏血虚、冲任不调。

用法用量：水煎服，每日一剂。（加减原则与其他用法、用量请参照促孕全能汤）

不良反应：温补太过，有耗气表现。

十、促孕止血汤

处方：鹿茸 3~6g，鹿胎粉 3~9g，黄芪 9~12g，白芍 6~30g，归尾 3~6g，地榆炭 3~6g，艾叶炭 3~6g，元胡 6~9g，白术 3~9g，炙甘草 3~6g，茯苓 9~12g，杜仲炭 3~6g。

作用与功效：调经止血、益气补虚。

主治：冲任失制、气不摄血。

用法用量：水煎服，每日一剂。用量可根据患者主证与兼证情况酌情加减品种及用量。（其他用法、用量请参照促孕全能汤）

不良反应：止血太过可有停经表现。

十一、促孕清肝汤

处方：鹿茸 3~6g，鹿胎粉 3~9g，淫羊藿 6~9g，黄芩 6~9g，白芍 6~30g，归尾 3~6g，地榆 9g，元胡 6~9g，白术 3~9g，甘草 3~6g，茯苓 9~12g，钩藤 3~6g。

作用与功效：疏肝降火、凉血调血。

主治：肝郁化火、血虚化热、气郁伤经。

用法用量：水煎服，每日一剂。（加减原则与其他用法、用量请参照促孕全能汤）

不良反应：无明显不良反应。

十二、促孕解毒汤

处方：鹿茸 3~6g，鹿胎粉 3~9g，淫羊藿 6~9g，黄芩 6~9g，白芍 6~30g，生地 6~9g，益母草 6~9g，元胡 6~9g，白术 3~9g，甘草 3~6g，续断 3~6g，茯苓 9~12g，川军 6~9g，栀子 6~9g。

作用与功效：清热解毒、除湿散结。

主治：热毒炽盛、痰热互结。

用法用量：水煎服，每日一剂。用量可根据患者主证与兼证情况酌情加减品种及用量。（其他用法、用量请参照促孕全能汤）

不良反应：清热解毒剂量超过温补剂量时有耗散过度表现。

第七节　三医堂家传妇科理疗措施自拟配方

一、促孕全能理疗配方

处方：寒证灸带脉，维道、五枢、带脉穴，左右分别灸一桩，每日一次，连续灸三至七日。热证用双手轻推任脉，自中极穴、关元、石门、气海、阴交至神阙穴止，往复 30～90 次，每日一次，以皮肤有灼热感为度，连续推三至五日。推毕，寒证用天癸膏贴神阙穴，热证用促孕凉血膏贴神阙穴，每日一贴，连续贴七至十日。

功效：补益脾胃、温经补肾、清热化瘀、凉血升阳、调血祛湿。

主治：肾元亏虚、脾肾两虚、血热血瘀、湿凝胞络、阴阳失调。

二、促孕行气理疗配方

处方：用补法按或摩带脉，自带脉、维道至五枢按或摩 30～90 次，以皮肤有灼热感为度。或灸带脉各穴一桩，每日一次，连续灸三至七日。针灸任脉，关元，阴交、神阙、每日一次，连续针三至七日。或推任脉，先从中脘至紫宫上推一次，再由中脘推至气海下推一次，往复 30～90 次，以皮肤有灼热感为度。推毕，用促孕活血膏贴神阙穴，每日一贴，连续贴一至两周。

功效：行气化瘀、补肾祛寒、益气活血、镇静止痛、调节阴阳。

主治：寒证、瘀证、虚证。气滞血瘀、行血不利、阳虚内寒。阴阳失调、"天癸"病、督脉失调、脏腑失调。

三、促孕活血理疗配方

处方：热证者用补法推带脉，自维道、五枢至带脉穴，左右同时轻推 30～90 次，以皮肤有灼热感为度，每日一次，连续推三至七日。寒证者灸任脉，中极、石门、阴交、神阙、建里各一桩，每日一次，连续灸三日。或针冲脉，气冲、气穴、中注，不留针。针毕，用促孕活血膏贴神阙穴和气穴，每日一贴，连续贴一至两周。

功效：通经活络、补脾养血、调节阴阳、行气止痛、调和气血。

主治：实证、里证、痛经、瘀血。气滞血瘀、脾虚血亏、冲任阻滞、阴阳失调、"天癸"病、督带失调。

四、促孕祛寒理疗配方

处方：用补法推带脉，双手同时自维道、五枢至带脉轻推 30～90 次，以皮肤有灼热感为度，每日一次，连续推三至七日。推毕灸任脉，中极、石门、神阙、下脘各一桩每日一次，连续灸三日。灸毕，用促孕活血膏贴神阙穴和气穴，每日一贴，连续贴一周。

功效：补肾养血、健脾祛寒、温经化瘀、调节经络、平衡阴阳。

主治：虚证、寒证、表证。血虚肾亏、带脉寒浸、脾气虚寒。阴阳失调、"天癸"病、冲任失调、督带失调、五脏失调等。

五、促孕除湿理疗配方

处方：针刺带脉，维道、五枢、带脉穴，不留针。每日一次，连续针三至七日。针刺冲脉，气冲、大赫、四满、阴交、商曲，每五分钟泻针一次，连续泻三次，每日一次，连续针三至七日。或针刺督脉，腰俞、悬枢、筋缩，不留针，每日一次，连续针三至七日。针毕，用促孕凉血膏贴神阙穴和气穴，每日一贴，连续贴七至十二日。

功效：化痰除湿、清热活血、化瘀散结、调节经络。

主治：实证、热证、里证。寒湿凝滞、湿热内结、经络瘀阻。阴阳失调、"天癸"病、冲任失调、督带失调。

六、促孕凉血理疗配方

处方：用泻法推带脉，自带脉，五枢至维道轻推30~90次，以皮肤有灼热感为度，每日一次，连续推三至七日。针刺冲脉，阴交、大赫、四满、肓俞，每五分钟泻针一次，连续泻三次。每日一次，连续针三至五日。或针刺督脉，腰阳关、命门、中枢，不留针。针毕，用促孕凉血膏贴神阙穴和气穴，每日一贴，连续贴一周。

功效：凉血止血、养血通络、补气调经、平衡经络。

主治：实证、热证、里证。阴阳失调、"天癸"病、冲任失调、督带失调、热毒蕴结、胞络瘀阻。

七、促孕补虚理疗配方

处方：灸带脉，自维道、五枢、带脉穴左右分别灸一桩，每日一次，连续灸三日。用补法，双手轻摩任脉，自中极、关元、石门、气海、阴交至神阙止，往复 30 ~ 90 次，以皮肤有灼热感为度，每日一次，连续摩三至七日。推毕，用天癸膏贴神阙穴，每日一贴，连续贴一周。

功效：益气摄血、健脾补肾、补气调经、补阴壮阳、调节督带。

主治：虚证、寒证、表证。"天癸"病、冲任失调、督带失调、五脏失调、脾肾两虚、阴阳两虚。

八、促孕散结理疗配方

处方：用泻法推带脉，自带脉、五枢、维道左右轻推30 ~ 90 次，以皮肤有灼热感为度，每日一次，连续推三至五日。针刺冲脉，气冲、大赫、四满、阴交、商曲，每五分钟泻针一次，连续泻三次，每日一次，连续针三日。针毕，用促孕凉血膏贴神阙穴和气穴，每日一贴，连续贴一周。

功效：清热除湿、化痰散结、行气通经、调节阴阳。

主治范围：实证、热证、里证。痰湿内结、胞血凝滞、气滞血瘀。阴阳失调、"天癸"病、冲任失调、督带失调。

九、促孕固肾理疗配方

处方：灸带脉，自维道、五枢、带脉穴左右分别灸一桩，每日一次，连续灸三日。用补法按或摩任脉，自中极、关元、石门、气海、阴交至神阙止，往复 30 ~ 90 次，以皮肤有灼热感为度，每日一次，连续推三至五日。推毕，用天癸膏贴神阙穴，每日一贴，连续贴一至两周。

功效：补肾益脾、滋阴养血、调节冲任、平衡阴阳、通经活络。

主治：虚证、寒证、表证。阴阳失调、"天癸"病、冲任失调、督带失调、脾肾两虚、阴阳两虚。

十、促孕止血理疗配方

处方：针刺带脉，维道、五枢、带脉穴，不留针，每日一次，连续针三日。或用双手拇指轻推任脉，自阴交至膻中穴往复30～90次，以皮肤有灼热感为度，每日一次，连续推三至五日。推毕，用促孕凉血膏贴神阙穴和气穴，每日一贴，连续贴七至十日。

功效：调经、凉血止血、益气补虚、调节经络。

主治：实证、热证、里证。痰湿内结、天癸病、冲任失制、督带失调、气不摄血。

十一、促孕清肝理疗配方

处方：针刺带脉，维道、五枢、带脉穴，不留针，每日一次，连续针三日。针督脉，腰俞、命门、筋缩、神道，不留针。或用双拇指推冲脉，自横骨、大赫、四满、阴交至商曲轻推，往复30～90次，以皮肤有灼热感为度，每日一次，连续推三至五日。推毕，用促孕凉血膏贴神阙穴和气穴，每日一贴，连续贴一至两周。

功效：疏肝降火、凉血调血、调节冲任、平衡督带。

主治：实证、热证、里证。肝郁化火、血虚化热、气郁伤经、痰湿内结、胞血凝滞、阴阳失调、"天癸"病、冲任失调、督带失调。

十二、促孕解毒理疗配方

处方：针刺带脉，维道、五枢、带脉穴，不留针，每日一次，连续针三日。针冲脉，气冲、大赫、气穴、阴交，每五分钟泻针一次，连续泻三次。每日一次，连续针三日。或用泻法推冲脉，自商曲至横骨双拇指向下推 30～90 次，以皮肤有灼热感为度，每日一次，连续推三至五日。推毕，用促孕凉血膏贴神阙穴和气穴，每日一贴，连续贴五至七日。

功效：清热解毒、除湿散结、调节经络、平衡阴阳。

主治：实证、热证、里证。热毒炽盛、痰热互结、气滞血瘀、阴阳失调、"天癸"病、冲任失调、督带失调。

第八节　三医堂家传妇科自制贴剂、理疗精油

（1）天癸膏（秘）

（2）促孕凉血膏（秘）

（3）促孕活血膏（秘）

（4）活血精油（秘）

（5）凉血精油（秘）

附：最新妊娠禁忌

一、蔬菜类

芹菜：经现代化学成分分析验证，芹菜含有一种萜类挥发油能引起子宫收缩。

大蒜：化学成分分析发现大蒜提取物能增加雌二醇对子宫的兴奋作用，$2mg = 0.001$ 单位垂体后叶激素的作用。

二、肉类

（1）犬肉：性热。

（2）马肉：辛冷有小毒。

（3）驴肉：大补可致胚胎停育。

（4）羊肝：味甘、苦，性凉，高胆固醇，含大量维生素A，有影响胎儿发育的风险。

（5）雀肉：甘温壮阳。

（6）兔肉：辛甘性凉。

（7）蛇肉：大补、通经活络。

三、鱼类

（1）鲤鱼：含有类似人类激素样物质。

（2）泥鳅：壮阳，含有尼克酸可扩张血管。

（3）鳝鱼：益气血，通经脉。

（4）龟鳖：软坚散结，活血祛瘀。

（5）螃蟹：性寒，可堕胎。

四、虫类

蚂蚱、蝉虫、蚕蛹：活络通筋，含致敏蛋白。

五、中药类

中药类。

妊娠禁忌歌诀

斑蝥水蛭及虻虫，

乌头附子配天雄。

野葛水银并巴豆，

牛膝薏苡与蜈蚣。

棱莪赭石芫花麝，

大戟蝉蜕黄雌雄。

牙硝芒硝牡丹桂，

槐花牵牛皂角同。

半夏南星与通草，

瞿麦干姜桃仁通。

硇砂干漆蟹爪甲，

地胆茅根都失中。

中药除本文规定的"妊娠禁忌"外还需注意以下药物。

（1）大青叶提取物：0.1 g就会引起子宫节律性收缩，0.25 g可引起强直性收缩。

（2）艾叶：兴奋子宫。

（3）地骨皮：兴奋子宫。

（4）金银花：含氯原酸，其代谢物可兴奋子宫。

（5）辛夷花：对子宫有兴奋作用。

（6）益母草叶：兴奋子宫，根茎无作用。

（7）桑白皮：兴奋子宫。

（8）雪莲：与孕激素有竞争作用，有堕胎作用，能使胚胎变形退化，子宫内膜脱离。

（9）鹿茸：有雄激素样作用，引起子宫节律性收缩。

（10）棉籽油：兴奋子宫，有堕胎作用。

（11）麝香：兴奋子宫。

六、西药类

除药品说明书规定禁用的药品外，还有三种孕期常用药品需要慎用。

（1）维生素 B_6：妊娠后期过量使用会引起婴儿维生素 B_6 依赖症。

（2）维生素 A：妊娠前期过量长期使用有致畸风险。

（3）黄体酮：长期极量使用可致胚胎停育。